U0325256

妇产科诊疗基础与应用

杨增金　姚　琼　张春云
王　娟　毛　玲　李雪莲　　主编

上海科学技术文献出版社
Shanghai Scientific and Technological Literature Press

图书在版编目(CIP)数据

妇产科诊疗基础与应用 / 杨增金等主编. — 上海：
上海科学技术文献出版社, 2024
ISBN 978-7-5439-9017-3

Ⅰ.①妇… Ⅱ.①杨… Ⅲ.①妇产科病－诊疗 Ⅳ.
①R71

中国国家版本馆 CIP 数据核字(2024)第 064436 号

责任编辑：付婷婷
封面设计：崔爱红

妇产科诊疗基础与应用
FUCHANKE ZHENLIAO JICHU YU YINGYONG
杨增金　姚　琼　张春云　王　娟　毛　玲　李雪莲　主编
出版发行：上海科学技术文献出版社
地　　址：上海市长乐路 746 号
邮政编码：200040
经　　销：全国新华书店
印　　刷：江苏图美云印刷科技有限公司
开　　本：787mm×1092mm　1/16
印　　张：7.5
字　　数：180 000
版　　次：2024 年 1 月第 1 版　2024 年 1 月第 1 次印刷
书　　号：ISBN 978-7-5439-9017-3
定　　价：78.00 元

http://www.sstlp.com

《妇产科诊疗基础与应用》
编委会

前　言

随着科学技术的飞速发展,妇产科学的基础知识和临床诊疗都取得了长足的进步,病因和发病机制得到了深入的研究,疾病的诊断和治疗也得到了广泛实践。随着医学模式的转变,传统医学观念的更新,妇产科学的许多诊疗方法和原则发生了日新月异的变化。

我国妇产科疾病的发病率相当高,各种严重的妇产科疾病不仅伤害女性本人,还影响家庭和谐,关系到两代人的素质健康,关系到我国人口的质量;另一方面,身体的难言之隐,让很多的女性朋友生活质量大大下降,造成严重的心理障碍,增加了家庭和社会的不稳定性。因此,要为广大妇女创造一个有效的治疗环境,还要加强她们的健康保健意识,对她们进行深入、广泛的健康知识教育。妇女要定期进行妇科检查,以便对妇科疾病及时发现、及时治疗。

近年来,我国妇产科学的研究与临床实践取得了显著进步,为促进及改善妇女的身心健康做出了重要贡献,得到了广大患者及国际同行的高度认可。但随着社会进步、经济发展、文化提升、观念转变、技术创新等日新月异的改变,我国医学将面临人口的增长与结构变化,计算机应用与信息传达,遗传学及相应研究的应用,卫生保健系统或体制的改革等新的问题。这都将为中国妇产科学发展及妇产科工作者提出新的要求与任务。作为一线临床工作者,深谙精益求精的规范化诊疗技术是妇产科研究与临床实践的基础,为此,特编写此书。

本书内容既体现了目前妇产科领域在诊疗技术上的新理论、新技术和新进展,又体现了这些新诊疗技术对临床的实用、可用、易用或创造条件争取能用的特点,主要包括女性生殖系统疾病、妊娠疾病、产褥疾病等常见妇产科疾病的临床表现、诊断、鉴别诊断、辅助检查与治疗等,便于各级临床医师将其作为第一手诊疗时的参考,针对患者情况进行诊断。

随着医疗技术的发展,妇产科疾病诊断与治疗的技术日新月异,加之作者水平和经验有限,故书中如有疏漏或不足之处,恳请广大读者及医务工作者批评指正,以更好地总结经验,以达到共同进步、提高妇产科疾病诊疗水平的目的。

编　者
2024 年 1 月

目 录

第一章　妇产科基础

第一节　妇科基础

一、女性一生的生理变化

女性在人类社会中扮演着重要的角色。因为有了女性,人类才得以保存繁衍、生生不息;因为有了女性,世界才变得生气勃勃、色彩斑斓。女性的一生是一个连续发展的过程,但它又是由7个生理阶段构成的,包括胎儿期、新生儿期、儿童期、青春期、性成熟期、更年期、老年期。各生理阶段有不同的生理特点。

(一)胎儿期

胎儿期指卵子和精子结合为受精卵,一个新生命由此开始逐渐发育成为一个成熟的胎儿,直到"十月分娩"为止的一段时期,大约需要40周。这一时期,胎儿正常发育受到母亲子宫内环境(小环境)和母亲所处的外部环境(大环境)的双重影响。

在胚胎4～8周时,女性的内、外生殖器官开始分化发育,在胚胎12周时,女性胚胎的外阴已初具女形,这段时间是女性内、外生殖器官发育的关键时期。这一系列的发育演变过程如果受阻,则会导致胚胎发育停滞;如果被干扰,则会导致胚胎发育异常,出现各种不同的畸形,影响女性的一生。

(二)新生儿期

新生儿期指胎儿自出生至生后足28天。这一时期,胎儿离开了母体,应注意女婴外生殖器官的护理与清洁,新生儿期女婴受母体雌激素刺激,乳房略有肿胀,可有少量乳汁分泌,处女膜开始肿胀、呈紫红色,微露于外阴裂隙,阴唇软、形圆、丰满,外阴可为白色凝乳状或黏液状分泌物覆盖,有时可见少量血性分泌物,均属正常生理现象。这种分泌物的出现表明生殖道与宫腔是通畅的,而无黏液存在,反倒提示生殖器某部位的闭锁,应当注意观察。新生儿生殖器官由雌激素引起的变化,常在出生后1周左右消失。此期要注意喂养、保暖,预防眼、口腔、脐部、臀部及皮肤的感染。

(三)儿童期

儿童期指出生后28天至10岁的这一时期。这一时期的儿童经历了婴儿期、幼儿期、学龄前期、学龄期,在身体外形、生理和心理上逐渐发育,而性腺和生殖器官则处于幼稚状态。女性儿童,由于卵巢功能不健全,体内缺乏雌激素,阴道黏膜菲薄、无皱襞,阴道内酸度低,抗感染能力差。

大、小阴唇尚未发育,局部营养较差;阴道口缺乏阴唇的保护,阴道又临近肛门,易受细菌感染而发生外阴阴道炎。分泌物局部刺激,对女童的身心健康有不良影响,反复感染可造成阴唇粘连。

针对女童的这一生理特点,应注意女童外阴的清洁卫生。大多数女孩子在 8～9 岁时就有了一些第二性征,如乳房开始发育、阴阜变得肥厚、阴毛开始显现等,说明性腺已从静止状态开始逐步发育,女孩的性别意识也开始表露出来。

(四)青春期

青春期指从性器官开始发育,第二性征出现至生殖功能完全成熟的一段时期。由于卵巢比睾丸发育早,所以女孩的身体发育要比男孩早 1～2 年。女性青春期发育可分为以下 3 个时期。

(1)青春早期:第二性征开始出现至月经初潮止,表现是体格生长突增,年龄为 9～12 岁。

(2)青春中期:以性器官及第二性征发育为主,出现月经初潮,年龄为 13～16 岁。

(3)青春晚期:自出现周期性月经至生殖功能完全成熟、身高增长停止,年龄为 17～20 岁。

青春期是儿童期至成年期的过渡时期,体格、性征、内分泌及心理等方面都发生了巨大变化,是继婴儿期后出现的人体生长发育的第二个高峰。在这一时期,人体各组织、器官由稚嫩走向成熟,由能力不足趋向功能健全,世界观及信念逐步形成。

其生理变化主要有:身高、体重迅速增长,身体各脏器功能趋向成熟,神经系统的结构已接近成年人,思维活跃,对事物的反应能力提高,分析问题的能力和记忆力增强,内分泌系统发育成熟,肾上腺开始分泌雌性激素刺激毛发生长,出现阴毛、腋毛,生殖系统下丘脑-垂体-卵巢轴系统发育成熟,卵巢开始分泌雌激素、孕激素及少量雄激素,刺激机体内、外生殖器官发育,出现第二性征。如乳房隆起、皮下脂肪丰满、骨盆宽大、嗓音细高等。月经的来潮是青春期最显著的标志,随之而来的是心理上的变化。如独立意向及求知欲强,想摆脱父母的监管,结交伙伴结成小群体,情绪多变、不稳定等。

在性心理上,青春早期表现出困惑、不安、害羞、对异性疏远和反感;青春中期后则对异性转为好感,喜欢与异性朋友交往,并以女性的魅力吸引对方注意。但思想单纯,社会经验不足,易受周围环境的影响,特别需要正确的指导和教育。

(五)性成熟期

自 18 岁开始,大约维持 30 年。这时卵巢功能成熟,有性激素周期性分泌并按期排卵,性器官已发育到能够完成怀孕、分娩、哺育等生殖功能,此期是女性一生的鼎盛时期。

(六)更年期

更年期即停经期,它指妇女的卵巢功能由旺盛状态向衰萎至终止的一段时期。通常妇女自40 岁就开始步入更年期,可历时 10～20 年。女性更年期可分为以下 3 个阶段。

(1)停经前期:指停经前 2～5 年,此时月经尚未停止,但残存的卵泡对垂体促性腺激素的反应明显降低,容易发生卵泡发育不全,无排卵型月经,致使月经周期紊乱。雌激素水平偏低,常可引起急躁、记忆力减退等症状,但也有月经周期一直规律,仅月经量逐渐减少直至闭经者。

(2)停经期:卵巢功能进一步减退,卵泡的性激素分泌量减少,以致不足以引起子宫内膜脱落出血,此种情况达到 1 年以上,最后一次月经称为停经。一般发生在 45～55 岁。

(3)停经后期:停经后卵巢萎缩变硬,内分泌功能消退,体内性激素水平很低,生殖器官萎缩,阴道上皮变薄,阴道内酸碱度失去平衡,自净作用减弱,易发生阴道炎。机体的其他组织、器官也逐渐出现衰老的表现。

(七)老年期

妇女机体逐渐老化,至 60 岁后称为老年期。此时卵巢功能几近消退,体内性激素水平极度低落,脂肪代谢失调,易出现肥胖、动脉硬化及心血管疾病。骨代谢失常,可引起骨质脱钙而疏松,容易发生腰腿痛和骨折。同时,因免疫力低下,易患恶性肿瘤。随着人类文明的进步和生活质量的提高,老年期开始的时间会推迟,人的寿命会延长,老年期的保健也应当引起重视。

二、女性生理期

一般来说,女性生理期就是指发育成熟的女性每个月都有一次月经,也就是月经期。正常育龄女性每个月来一次月经,从本次月经来潮开始到下次月经来潮第一天,称为一个月经周期。从避孕的角度考虑,女性的每个月经周期分为月经期、排卵期和安全期。

每次出血的第一天称为月经周期开始,两次月经第一天所间隔的时间称为一个月经周期。一般的月经周期为 28～30 天,提前或错后 7 天都属于正常范围。

(一)月经例假

月经,又称月经周期(menstrual cycle),是生理上的循环周期。每隔一个月左右,子宫内膜发生自主增厚,血管增生、腺体生长分泌及子宫内膜崩溃脱落并伴随出血的周期性变化。这种周期性阴道排血或子宫出血现象,称月经。

(二)女性月经

女性的内生殖器官由卵巢、子宫、输卵管构成。卵巢的主要功能是产生卵子和合成卵巢激素,子宫和输卵管则是生育器官。卵巢中含有几十万个卵泡,每个卵泡中含有 1 个卵子。青春期之前卵泡基本上没有功能。到了青春期,在脑垂体前叶促性腺激素的作用下,不成熟的卵泡逐渐发育,同时合成雌激素。当卵泡发育成熟并排卵之后,卵泡壁塌陷,细胞变大、变黄,称为黄体。黄体不仅能合成雌激素,同时还产生孕激素。随着卵巢的变化,子宫内膜受其影响也发生相应的周期性变化。雌激素使子宫内膜增厚,内膜细胞增多、增大,间质内小动脉变得愈加迂曲,呈螺旋状,称为增殖期子宫内膜。排卵后,由于雌激素和孕激素的共同作用,子宫内膜发生水肿,腺体产生大量黏液及糖原,内膜厚度由 1 mm 增到 6 mm,称为分泌期子宫内膜。如果此时排出的卵子受精了,则受精卵经输卵管运送到子宫内发育,称为妊娠。妊娠组织合成一种绒毛膜促性腺激素,它支持卵巢黄体继续发育;如果卵子没有受精,在排卵后 14 天左右,黄体萎缩,停止分泌雌激素和孕激素,此时子宫内膜中的血管收缩,内膜坏死而脱落,引起出血,形成月经。因此,月经周期的长短,取决于卵巢周期的长短,一般为 28～30 天,但因人而异,也有的为 23～45 天,甚至 3 个月或半年为一个周期。只要有规律,一般都属于正常月经。出血的时间一般为 2～7 天,每一次月经出血总量为 30～50 mL,有人认为月经量多于 80 mL 即为病理状态。

(三)月经来潮

由于盆腔器官充血,妇女在月经期可以有下腹及腰骶部沉重下坠的感觉,个别还可能出现尿频、尿急等膀胱刺激症状及恶心、腹泻等胃肠功能紊乱现象。但是,在一般情况下,这些不适并不影响妇女的工作和学习。

(四)排卵期

女性的排卵日期一般在下次月经来潮前的 14 天左右。从下次月经来潮的第一天算起,倒数 14 天或减去 14 天就是排卵日,排卵日及其前 5 天和后 4 天加在一起称为排卵期。例如,某女性的月经周期为 28 天,本次月经来潮的第一天在 12 月 2 日,那么下次月经来潮是在 12 月 30 日(12 月 2 日加 28 天),再从 12 月 30 日减去 14 天,则 12 月 16 日就是排卵日。排卵日及其前 5 天和后 4 天,也就是 12 月 11～20 日为排卵期。除了月经期和排卵期,其余的时间均为安全期。

(五)女性排卵期的变化

女性在排卵期,由于受到雌、孕激素含量的波动的影响,其机体会出现一些变化。

(1)基础体温变化:正常育龄妇女在一个月经周期中,排卵前的基础体温较低,排卵后体温升高。一般两者温差可达 0.5 ℃左右,呈典型的双相型体温曲线。这种体温曲线表示卵巢有排卵功能,高、低体温曲线交界处为卵巢的排卵日期。

(2)宫颈及宫颈黏液:排卵周期中宫颈受雌、孕激素作用,有分泌和启闭变化。随着卵泡发育,机体分泌的雌激素增加,宫颈口松弛开张,黏液量增多,黏稠度最小,清澈透明如蛋清样,拉力(拉丝度)渐增;排卵后,在孕激素影响下黏液分泌量迅速减少、变稠,宫颈口闭合。

(3)排卵痛:为排卵时症状,大约 1/3 妇女有排卵痛,疼痛发生在排卵侧下腹,为激烈疼痛或持续性钝痛,持续 6～12 h。排卵时,由于体内前列腺素的增加,卵泡液腔的压力增大,卵巢表面要发生破裂使卵子排出,这一破裂的过程对一些敏感的妇女来说会产生下腹疼痛。

(4)排卵期出血:为排卵后症状,通常持续时间 2～3 天,出血量不多,有时仅表现为白带略带红色。排卵期出血可能是由于成熟的卵泡破裂排卵后,雌激素水平急剧下降,不能维持正常的子宫内膜生长,引起子宫内膜表层局部脱落,从而发生突破性出血。在出血的同时,可伴有下腹疼痛不适的感觉,一般不需要处理。

排卵期内,女性除了在身体会发生以上变化外,在行为、情感上也会出现微妙的不同。

(六)注意事项

很多人都以为痛经就是肚子疼,其实除了腹部胀痛、冷痛、灼痛、刺痛、隐痛、坠痛、绞痛、痉挛性疼痛之外,疼痛还会蔓延到腰部、后背、胸口等部位,像乳房胀痛、胸闷烦躁、头痛头晕、恶心呕吐、胃痛腹泻等情况也是很多见的。除了生理上的不适外,心理也会有一系列的郁闷问题,比如心慌失眠、恶心呕吐、出虚汗、烦闷暴躁等。

(1)吃药:痛经分为原发性痛经和继发性痛经。前者是生理上不通畅造成的,后者是由不同的生殖道器官病变引起的,无论哪种痛,都应该在医师指导下用药。特别是继发性痛经,如果用药不当,可能酿成大害。即使是同一种生殖器官疾病引起的痛经,也有不同的病因,也可能在用药种类、剂量上有很大的差别,不能一概而论。

(2)自动痊愈:许多女性在以前发生过原发性痛经,婚后自然好转甚至消失了。当她们再次遭遇痛经袭击,就认为这无关紧要,忍一忍就过去了,过一段时间就自然会好。事实上,原发性痛经没有器质性病变,大部分可能会自然好转、消失。而继发性痛经一般在婚后发生,有明显的器质性病变。不医治原发疾病,否则痛经不但不会好转,而且会逐渐加重,甚至引起严重的并发症。

(3)病变器官:一些患有子宫内膜异位症、子宫肌腺症、盆腔瘀血证等难治之症的女性,因痛经严重或经久不愈,就想去动手术摘除病变器官,认为这样一劳永逸。可是,人体每一个器官都有它的作用,生殖器官尤其有各自不可替代的功能,过早摘除,可能会带来一些隐性的问题。所以,不到万不得已的情况,不要通过手术摘除病变器官。有些疾病虽然难以治愈,但是基本能够控制病情、减轻甚至消除疼痛症状。所以,选对治疗方法才是关键。吃止疼药绝对是个饮鸩止渴的方法,它除了缓解当时的症状之外,不能治疗根本情况,比较适合的方法还是物理治疗,比如热敷。

三、女性生殖系统

女性生殖系统包括内、外生殖器官及其相关组织。女性内生殖器包括阴道、子宫、输卵管及卵巢。女性外生殖器包括阴阜、大阴唇、小阴唇、阴蒂、阴道前庭、尿道口、前庭大腺、前庭球、阴道口及处女膜等。

(一)外生殖器

1.外阴的范围

女性外生殖器是指生殖器官外露的部分,又称外阴,系指耻骨联合至会阴和两股内侧之间的组织。

2.外阴的组成

(1)阴阜:位于耻骨联合前面,皮下有丰富的脂肪组织。青春期开始,其上的皮肤开始生长卷曲的阴毛,是第二性征之一。

(2)大阴唇:为位于外阴两侧的一对隆起皮肤皱襞。其前接阴阜,后达会阴。大阴唇皮下富含脂肪组织和静脉丛等,局部受伤后易形成血肿。

(3)小阴唇:位于大阴唇内侧,为一对纵向皮肤皱襞,表面湿润,酷似黏膜,色褐、无毛,富含神经末梢,故极敏感。

(4)阴蒂:位于小阴唇前端,为海绵体组织,阴蒂头富含神经末梢,极为敏感。

(5)阴道前庭:位于两小阴唇之间的菱形区域,前庭的前方有尿道口,后方有阴道口。

(6)尿道口:位于阴蒂与阴道口之间,为一不规则的椭圆形小孔。尿道口后壁两旁有一对腺体,称尿道旁腺,常为细菌潜伏之处。

(7)前庭大腺:又称巴氏腺,位于大阴唇后部,是阴道口两侧的腺体,大小似黄豆,腺管细长1～2 cm,开口于小阴唇与处女膜之间的沟内。性兴奋时分泌的黄白色黏液起润滑作用。正常情况下检查时不能触及此腺。若因感染腺管口闭塞,形成脓肿或囊肿,则能看到或触及。

(8)前庭球:又称球海绵体,位于前唇两侧由具有勃起性的静脉丛组成,表面覆盖有球海绵体肌。

(9)阴道口及处女膜:阴道口位于尿道口下方,阴道口上覆有一层薄膜,称为处女膜。

(二)内生殖器

女性内生殖器包括阴道、子宫、输卵管及卵巢,后二者称为附件。

1.阴道

阴道为性交器官、月经血排出及胎儿娩出的通道。

(1)位置和形态:位于骨盆下部中央,为上宽下窄的管道,前壁长 7～9 cm,与膀胱和尿道相邻,后壁长 10～12 cm,与直肠贴近。阴道上端包围宫颈,环绕宫颈周围的部分称阴道穹。按其位置分为前、后、左、右 4 个部分,其中后穹隆最深,与直肠子宫陷凹紧密相邻,为盆腔的最低部位,临床上可经此处穿刺或引流。阴道下端开口于前庭后部。

(2)组织结构:阴道壁由黏膜、肌层和纤维组织膜构成,有很多横纹皱襞,故有较大伸展性。阴道黏膜呈淡红色,由复层鳞状上皮细胞覆盖,无腺体。阴道肌层由两层平滑肌纤维构成,外层纵行,内层环行,在肌层的外面有一层纤维组织膜,含多量弹力纤维及少量平滑肌纤维。

阴道黏膜受性激素影响有周期性变化。幼女及绝经后妇女的阴道黏膜上皮甚薄,皱襞少,伸展性小,易创伤、易出血。阴道壁因富有静脉丛,故局部受损伤后出血量多或形成血肿。

2.子宫

子宫是壁厚、腔小、以肌肉为主的器官。腔内覆盖黏膜,称为子宫内膜,青春期后受性激素影响发生周期性改变并产生月经;妊娠期孕育胎儿。

(1)形态:成人的子宫为前后略扁的倒置梨形,重50 g,长 7～8 cm,宽 4～5 cm,厚 2～3 cm,宫腔容量 5 mL。子宫上部较宽为宫体,其上部隆突部分为宫底,两侧为宫角,子宫下部呈圆柱形的为宫颈。宫腔上宽下窄,子宫体与宫颈间最狭窄处为峡部,在非孕期长 1 cm,其上端形态上较为狭窄,成为解剖学内口;其下端为子宫内膜组织向宫颈黏膜转化的部位,故称为组织学内口。宫颈管长 2.5～3 cm,下端为宫颈外口。宫颈下端伸入阴道内的部分叫宫颈阴道部,阴道以上的部分叫宫颈阴道上部。未产妇的宫颈外口呈圆形,已产妇的宫颈外口因受分娩影响而形成横裂。

(2)组织结构:宫体和宫颈的结构不同。

宫体:宫体壁由 3 层组织构成,外层为浆膜层(脏腹膜),中间层为肌层,内层为子宫内膜。子宫内膜为一层粉红色黏膜组织,从青春期开始受卵巢激素影响,其表面 2/3 能发生周期性变化称功能层;余下 1/3 靠近子宫肌层的内膜无周期性变化称基底层。子宫肌层厚,非孕时厚约 0.8 cm。肌层由平滑肌束及弹力纤维组成。肌束纵横交错如网状,大致分 3 层。外层多纵行、内层环行、中层多各方交织,也有人称其为"外纵、内环、中交叉"。肌层中含血管,子宫收缩时血管被压缩,能有效制止产后子宫出血。

宫颈:主要由结缔组织构成,亦含有平滑肌纤维、血管及弹力纤维。宫颈管黏膜上皮细胞呈单层高柱状,黏膜层有许多腺体能分泌碱性黏液,形成宫颈管内的黏液栓,将宫颈管与外界隔开。宫颈阴道部为复层鳞状上皮覆盖,表面光滑。宫颈外口柱状上皮与鳞状上皮交界处是宫颈癌的好发部位,并受激素影响发生周期性外移。

位置:子宫位于盆腔中央,膀胱与直肠之间,下端接阴道,两侧有输卵管和卵巢。子宫的正常位置呈轻度前倾前屈位,主要靠子宫韧带及骨盆底肌和筋膜的支托作用。

子宫韧带共有 4 对:圆韧带、阔韧带、主韧带及子宫骶韧带。若上述韧带、骨盆底肌和筋膜薄弱或受损伤,可导致子宫位置异常,形成不同程度的盆腔脏器脱垂。

3.输卵管

输卵管为卵子与精子相遇的场所,也是向宫腔运送受精卵的管道。为一对细长而弯曲的管,位于子宫阔韧带的上缘内,内侧与宫角相连通,外端游离,与卵巢接近。全长 8～14 cm。根据输卵管的形态,输卵管由内向外可分为 4 部分:间质部、峡部、壶腹部和伞部。

输卵管壁由 3 层构成:外层为浆膜层,中层为平滑肌层,内层为黏膜层。内层富含纤毛细胞,其纤毛的摆动有助于运送卵子。

4.卵巢

卵巢为一对扁椭圆形的性腺,具有生殖和内分泌功能,能产生和排出卵细胞,以及分泌性激素。青春期前,卵巢表面光滑;青春期开始排卵后,表面逐渐凹凸不平;绝经后卵巢萎缩变小、变硬。卵巢外侧以骨盆漏斗韧带连于骨盆壁,内侧以卵巢固有韧带与子宫连接。

卵巢表面无腹膜,由单层立方上皮覆盖,称表面上皮;其内有一层纤维组织,称卵巢白膜。再往内为卵巢组织,分皮质与髓质。皮质在外层,其中有数以万计的原始卵泡(又称始基卵泡)及致密结缔组织;髓质在中心,无卵泡,含疏松结缔组织及丰富血管、神经、淋巴管及少量与卵巢悬韧带相连续、对卵巢运动有作用的平滑肌纤维。

上述内生殖器官在妊娠期间的胚胎形成过程中能发挥重要作用:①排卵期成熟的卵细胞由卵巢排出,输卵管伞端"拾卵",卵子进入输卵管的壶腹部。此时宫颈黏液栓变得稀薄,适宜精子进入。②性交后精液进入阴道后穹隆,部分精子游走,通过宫颈管、宫腔,进入输卵管。③在输卵管峡部与壶腹部交界处,精子与卵细胞融合成为一个新的合体细胞,此过程称为受精。一次射精虽能排出数以亿计的精子,但最后能到达受精部位的很少。精子在女性生殖道内的受精能力大约只能保持 48 h。④受精卵在输卵管的蠕动和纤毛的作用下,逐渐运行至子宫腔,并同时进行受精卵的细胞分裂。受精卵的发育与运行是同时进行的。由于输卵管管壁肌肉的蠕动及输卵管黏膜纤毛的摆动,受精卵渐渐向子宫腔方向移动,在受精后 3～4 天到达宫腔。⑤在受精后第 7～8 天,受精卵发育为囊胚或胚泡,其滋养层细胞与子宫内膜接触。胚泡经过定位、黏着和穿透三个阶段,植入子宫内膜,称为着床。子宫仅在一个极短的关键时期内允许胚泡着床,此时期为子宫的敏感期或接受期。⑥在受精后 9～10 天,内细胞团很快增殖与分化,分裂成两层,即外胚层与内胚层。两层细胞分裂都很快,并再各形成一空腔,即羊膜腔与卵黄囊,二者之间的组织称为胚盘,将来分化成为胎儿身体各部分。受精后第三周开始,胚盘逐渐分化为内、外、中三胚层,胚胎形成。

(三)阴道微生态环境

在女性外阴部位,两侧大阴唇自然合拢,遮掩阴道口、尿道口。阴道口闭合,阴道前后壁紧贴。女性阴道壁是由完整的复层鳞状上皮细胞构成的,它们能随着体内雌激素水平的上升而不断增殖、加厚,并随内分泌周期的变化而周期性脱落。阴道内没有发现分泌性腺体,但分泌物可来自前庭大腺、尿道旁腺、宫颈黏液、子宫内膜和输卵管等部位。健康女性的阴道分泌物呈酸性,宫颈黏液栓呈碱性。这些解剖生理特点形成了自然的防御功能。

在正常阴道菌群中,乳杆菌占优势。乳杆菌为革兰阳性杆菌,微需氧,但在厌氧环境下生长更好,最宜生长温度为 35～38 ℃。健康妇女阴道内可分离出 20 多种乳杆菌。阴道内正常存在的乳杆菌对维持阴道正常菌群起着关键的作用。阴道鳞状上皮细胞内的糖原经乳杆菌的作用,分解成乳酸,使阴道局部形成弱酸性环境(pH≤4.5),可以抑制其他寄生菌的过度生长。因此,正常情况下女性的外阴护理清洗只清洗外阴即可,不应进行阴道内清洗,以防破坏阴道微生态环境。一旦破坏阴道酸碱平衡,可能诱发阴道炎或阴道病。

(四)邻近器官

女性生殖器官与骨盆腔其他器官不仅在位置上互相邻接,而且血管、淋巴及神经也相互密切联系。当某一器官有病变时,如创伤、感染、肿瘤等,易累及邻近器官。

(1)尿道:介于耻骨联合和阴道前壁之间。尿道内括约肌为不随意肌(平滑肌),尿道外括约肌为随意肌(骨骼肌),且与会阴深横肌密切联合。由于女性尿道短而直,又接近阴道,易发生泌尿系统感染。

(2)膀胱:为一囊状肌性器官,排空的膀胱为锥体形,位于耻骨联合之后、子宫之前。其大小、形状可因其盈虚及邻近器官的情况而变化。膀胱可分为顶、底、体和颈4部分。膀胱底部黏膜形成的一三角区称为膀胱三角,三角的尖向下为尿道内口,三角底的两侧为输尿管口,两口相距约2.5 cm。此部与宫颈及阴道前壁相邻,但正常情况下,其间组织较疏松。由于膀胱充盈可影响子宫及阴道,故妇科检查及手术前必须排空膀胱。膀胱充盈时可凸向骨盆腔甚至腹腔。如合并较大的子宫肌瘤或卵巢肿瘤时,充盈膀胱可将位于其后方的子宫或卵巢"挤出"盆腔,甚至可以在腹部扪及,排空膀胱后脏器位置恢复至盆腔内,腹部无法触及。

(3)输尿管:为一对肌性圆索状长管,起自肾盂,终于膀胱,各长约30 cm,粗细不一,最细部分的内径仅3~4 mm,最粗可达7~8 mm。在施行妇科手术时,应当注意避免损伤输尿管。

(4)直肠:位于盆腔后部,其上端在第3骶椎平面与乙状结肠相接,向下穿过盆膈,下端与肛管相连。成人从左侧骶髂关节至肛门全长15~20 cm。肛管长2~3 cm,在其周围有肛门内外括约肌及肛提肌,而肛门外括约肌为骨盆底浅层肌的一部分。因此,妇科手术及分娩处理时均应注意避免损伤肛管、直肠。

(5)阑尾:阑尾根部连于盲肠的后内侧壁,远端游离,长7~9 cm,通常位于右髂窝内。但其位置、长短、粗细变化颇大,有的下端可达右侧输卵管及卵巢部位,而妊娠期阑尾位置又可随妊娠月份增加而逐渐向上外方移位。因此,妇女患阑尾炎时有可能累及子宫附件,应注意鉴别诊断。

第二节　妇产科学

妇产科学是医学科学的组成部分,是属于临床医学的一门涉及面较广、较强的学科。回顾临床开始分科时仅有内科和外科,妇产科仅是外科的一个组成部分。随着医学科学的整体发展,临床学科的分工日趋细致,妇产科学才成为独立的一门学科。如今,妇产科学课程已经是医学生的必读课程、主干课程。

一、妇产科学的范畴

妇产科学是专门研究妇女特有的生理和病理的一门学科,包括产科学和妇科学两大部分。

产科学是一门关系到妇女妊娠、分娩、产褥全过程,并对该过程中所发生的一切生理、心理、病理改变进行诊断、处理的医学科学,是一门帮助新生命诞生的医学科学。产科学通常包括产科学基础(女性生殖系统解剖及生理等)、生理产科学(妊娠生理、妊娠诊断、孕期监护及保健、正常分娩、正常产褥等)、病理产科学(妊娠病理、妊娠并发症、异常分娩、分娩期并发症、异常产褥等)、胎儿及早期新生儿学四大部分。随着医学科学日新月异地不断发展,如今作为现代产科学重要组成部分的围生医学,早已突破单一的监护模式。它以医用电子学、细胞遗传学、畸胎学、生物生理学、生物化学、药效学等相关学科飞速发展为依托,发展成为包括基础学科与临床多学科有机结合并密切协作的完整体系,形成研究胚胎发育、胎儿生理与病理、早期新生儿和孕产妇疾病的诊断和防治的一门新兴学科。

妇科学是一门研究妇女非妊娠期生殖系统的一切病理改变并对其进行诊断、处理的医学科学。妇科学通常包括妇科学基础(妇女一生生理变化、月经生理、女性内分泌等)、女性生殖器炎症(各部位炎症、性传播疾病等)、女性生殖器肿瘤(各部位良性和恶性肿瘤等)、月经失调(功能失调性子宫出血、闭经、痛经等)、女性生殖器损伤(子宫脱垂、生殖道瘘等)、女性生殖器畸形(主要是先天畸形等)、女性其他生殖器疾病(子宫内膜异位症、不孕症等)等。

二、妇产科学的特点

妇产科学与人的整体密不可分。妇产科学虽然已经成为一门独立学科,但女性生殖器官仅是整个人体的一部分,和人体其他脏器或系统均有密切相关性。妇女月经来潮,绝不仅是子宫内发生变化,而是由大脑皮层、下丘脑-垂体、卵巢等一系列神经内分泌调节的结果,其中任何一个环节出现异常,均能影响正常月经周期。

妇产科学是一个整体,不可分割。妇产科学虽然人为地分为产科学和妇科学两部分,但两者却有着共同基础,那就是均面对女性生殖器官的生理与病理,且两科疾病多有互为因果关系。不少妇科疾病常常是产科问题的延续,例如产时盆底软组织损伤可以导致子宫脱垂、产后大出血造成希恩综合征等。不少产科问题又是妇科疾病所造成的。例如输卵管慢性炎症可以引起输卵管妊娠,盆腔肿瘤可以对妊娠及分娩造成影响等,不胜枚举。

妇产科学是临床医学,也是预防医学。做好定期产前检查可以预防不少妊娠并发症;做好产时处理,能预防难产和产伤;认真开展产前诊断可以及早发现遗传性疾病和先天畸形;开展妇女病普查可以发现早期宫颈癌;等等。这些预防措施均是妇产科学的重要组成部分。

三、妇产科学近代进展

随着基础学科不断取得新进展,妇产科学近年也取得许多新进展,突出表现在以下几方面。

(一)产科学理论体系的转变

以往的产科学是以母亲为中心的理论体系,着重研究孕妇在妊娠期的生理变化、正常分娩的机制、妊娠并发症的防治、异常分娩的处理、产褥期母体变化等,相比之下对胎儿、新生儿的研究明显不足,致使胎儿、新生儿死亡率降低速度不能让人满意。近年产科学理论体系有着显著转变,代之以母子统一管理的理论体系,甚至有学者提出产科学应改为母子医学。这一新理论体系的出现,导致围生医学、新生儿学等分支学科诞生。目前,国内已广泛开展围生期监护技术和使用电子仪器,产科医师与新生儿科医师合作,从而大大地降低了围生期母婴死亡率。

(二)产前诊断技术不断创新

目前已经能够通过产前的一些特殊检查,能在妊娠早、中期明确诊断出不少种遗传性疾病和先天畸形,为家庭及社会减少了极大负担。由于遗传学新技术的应用,遗传咨询门诊应运而生,为开展遗传咨询、遗传筛查创造了条件,到遗传病咨询中心接受指导,能够减少不良人口的出生,从而达到提高人口素质的总要求。

(三)助孕技术日新月异

这种技术包括体外受精——胚泡移植技术、卵母细胞单精子显微注射、种植前遗传学诊断、配子输卵管内移植、宫腔内配子移植、供胚移植等。这些助孕技术均需运用生殖生理新知识并开发各种新技术,如药物诱导定时排卵、刺激超排卵、监测并保证胚胎良好发育、未成熟卵子试管内培育、卵子及精子冷冻,以及胚胎储存、选择优秀胚胎、试管胚胎染色体核型研究等。助孕技术的大力开展,也促进了生殖生理学的迅速发展。

(四)女性内分泌学的飞跃发展

有学者已将月经病的研究称为女性内分泌学。新药的问世使妇女月经失调和生殖功能失调的临床诊治效果进入崭新阶段,绝经期后的性激素替代治疗被大面积推广应用,使女性内分泌学已发展成为妇产科学中的一门专科学科。

(五)妇科肿瘤学发展

妇科肿瘤学发展极快,取得了不少优异成绩,成为近年发展最快的一门专科学科。绒毛膜癌的化学药物治疗取得了近乎根治的效果。不少医院已开展在腹腔镜、子宫镜下的手术。

(六)妇女保健学的建立

妇女保健学是根据女性生殖生理特征,以保健为中心、以群体为对象的一门新兴学科,主要研究妇女一生各时期的生理、心理、病理、适应社会能力的保健要求。

总之,妇产科学的进展,已经衍生了许多跨学科专科,要和其他有关学科合作,才能取得更大成绩。

第二章　女性生殖系统疾病

第一节　外阴及阴道炎症

外阴及阴道炎症是妇科非常常见的疾病之一。外阴暴露于外,阴道又毗邻尿道、肛门,易受阴道分泌物、经血、尿液和粪便刺激,局部比较潮湿,同时生育年龄妇女性生活频度增加,容易受到损伤及外界微生物感染。幼女及绝经后妇女阴道上皮菲薄,局部抵抗力低,易受感染。

正常健康妇女,由于解剖学及生物化学特点,阴道对病原体的入侵有自然防御功能。近年的研究认为,阴道微生态体系与女性生殖系统正常生理功能的维持和各种炎症的发生、发展,以及治疗转归均直接相关。当阴道的自然防御功能遭到破坏,则病原体易于侵入,导致阴道炎症。

外阴及阴道炎临床上以白带的性状发生改变及外阴瘙痒为主要临床特点,性交痛也较常见,感染累及尿道时,可有尿痛、尿急、尿频等症状。

一、非特异性外阴炎

由一般化脓性细菌引起的外阴炎称为非特异性外阴炎,多为混合型细菌感染。致病的常见病原菌有金黄色葡萄球菌、乙型溶血性链球菌、大肠杆菌、变形杆菌、厌氧菌等。非特异性外阴炎在临床上分为单纯性外阴炎、外阴毛囊炎、外阴脓疱病、外阴疖病、外阴急性蜂窝织炎及汗腺炎等。

（一）单纯性外阴炎

1.病因

常见的致病菌为大肠杆菌。当宫颈或阴道炎症时,阴道分泌物流出并刺激外阴,可致外阴炎;经常受到经血、阴道分泌物、尿液、粪便刺激,如不注意保持外阴皮肤清洁容易引起外阴炎;糖尿病患者尿糖刺激、粪瘘患者粪便刺激,以及尿瘘患者尿液长期浸渍,也易导致外阴炎。此外,不透气的尼龙内裤、经期使用卫生巾导致局部透气性差,局部潮湿,均可引起外阴炎。

2.临床表现

炎症多发生在小阴唇内、外侧或大阴唇甚至整个外阴部。急性期主要表现为外阴皮肤黏膜瘙痒、疼痛、烧灼感,在活动、性交、排尿、排便时加重。妇科检查可见外阴充血、肿胀、糜烂,常见抓痕,严重者可形成溃疡或湿疹。慢性炎症可使皮肤增厚、粗糙、皲裂,甚至苔藓样变。

3.治疗

治疗原则为:保持外阴局部清洁、干燥;局部可使用抗生素;重视消除病因。

(1)急性期避免性交,停用引起外阴皮肤刺激的药物,保持外阴清洁、干燥。

(2)局部治疗:可应用 0.1％聚维酮碘液或 1：5 000 高锰酸钾溶液坐浴,每日 2 次,每次 15～30 min。坐浴后局部涂抗生素软膏或紫草油。也可选用中药水煎熏洗外阴部,每日 1～2 次。

(3)病因治疗:积极治疗宫颈炎、阴道炎。如发现糖尿病、尿瘘、粪瘘,应及时治疗。

(二)外阴毛囊炎

1.病因

常见病因为细菌侵犯毛囊及其所属皮脂腺引起的急性化脓性感染。常见致病菌为金黄色葡萄球菌、表皮葡萄球菌及白色葡萄球菌。多见于外阴皮肤摩擦受损或手术前备皮后,外阴局部不洁或肥胖表皮摩擦受损亦可诱发此病。

2.临床表现

阴道皮肤毛囊口周围红肿、疼痛,毛囊口可见白色脓头,中央有毛发通过。脓头逐渐增大呈锥状脓疱,相邻的多个小脓疱融合成大脓疱,严重者伴外阴充血、水肿及明显疼痛。数日后结节中央组织坏死变软,出现黄色小脓栓,再过数日脓栓脱落,脓液排出,炎症逐渐消退,但常反复发作,可变成疖病。

3.治疗

(1)保持外阴清洁、干燥,勤换内裤,勤洗外阴。

(2)局部治疗:病变早期可用 0.1％聚维酮碘液或 1：5 000 高锰酸钾溶液坐浴。已有脓包形成者,可消毒后针刺挑破,使脓液流出,再在局部涂上抗生素软膏。

(3)全身治疗:病变较广泛时,可口服头孢类或大环内酯类抗生素。

(三)外阴疖病

1.病因

此病主要由金黄色葡萄球菌或白色葡萄球菌感染引起。潮湿多汗、外阴皮肤摩擦受损后容易发生。此外,糖尿病、慢性肾炎、长期应用糖皮质激素及免疫抑制剂、营养不良等患者易患本病。

2.临床表现

多发生在大阴唇的外侧面。开始时毛囊口周围皮肤轻度充血肿痛、红点,逐渐形成增高于周围皮肤的紫红色硬结,皮肤表面紧张,有压痛,硬结边缘不清楚,常伴腹股沟淋巴结肿大,以后疖肿中央变软,表面皮肤变薄,并有波动感,继而中央顶端出现黄白色点,不久溃破,脓液排出后疼痛减轻,红肿消失,逐渐愈合。多发性外阴疖病可引起患处疼痛剧烈而影响日常生活。

3.治疗

(1)保持外阴清洁、干燥,勤换内裤,勤洗外阴。

(2)局部治疗:早期可用 0.1％聚维酮碘液或 1：5 000 高锰酸钾溶液坐浴后局部涂上抗生素软膏,以促使炎症消散或局限化,也可红外线照射、50％乙醇湿敷减轻疼痛,促进炎症消散,促使疖肿软化。

（3）全身治疗：有明显炎症或发热者应口服或肌注抗生素，必要时根据脓液培养及药敏选择药物治疗。

（4）手术治疗：当疖肿变软，有波动感，已形成脓肿时应立即切开引流并局部换药，切口要适当大，以便脓液及坏死组织能流出，切忌挤压以免炎症扩散。

（四）外阴急性蜂窝织炎

1.病因

外阴急性蜂窝织炎为外阴皮下、筋膜下、肌间隙或深部蜂窝组织的一种急性弥漫性炎症。致病菌以A族B型溶血性链球菌为主，其次为金黄色葡萄球菌及厌氧菌。炎症多由于皮肤或软组织损伤，细菌入侵引起，少数也可由血行感染。

2.临床表现

发病较急剧，常有畏寒、发热、头痛等前期症状。急性外阴蜂窝织炎特点是病变不易局限化，迅速扩散，与正常组织无明显界限。浅表的急性蜂窝织炎局部明显红肿、剧痛，并向四周扩大形成红斑，病变有时可出现水疱甚至坏疽。深部的蜂窝织炎局部红肿不明显，只有局部水肿和深部压痛，疼痛较轻，但病情较严重，有高热、寒战、头痛、全身乏力、白细胞计数升高，双侧腹股沟淋巴结肿大、压痛。

3.治疗

（1）全身治疗：早期采用头孢类或青霉素类抗生素口服或静滴，体温降至正常后仍需持续用药2周左右。如为有过敏史者可使用红霉素类抗生素。

（2）局部治疗：可采用热敷或中药外敷，如不能控制，应作广泛、多处切开引流，切除坏死组织，伤口用3%过氧化氢溶液冲洗和湿敷。

二、前庭大腺炎

前庭大腺炎是前庭大腺的炎症，生育年龄妇女多见。前庭大腺位于两侧大阴唇下1/3深部，其直径0.5～1 cm，它们的腺管长1.5～2 cm，腺体开口位于小阴唇内侧近处女膜处。由于解剖位置的特殊性，在性交、分娩等情况下，病原体易侵入，引起前庭大腺炎。

（一）病因

前庭大腺炎的主要致病菌有葡萄球菌、大肠杆菌、链球菌、肠球菌、淋球菌及厌氧菌等。近年来，随着性传播疾病发病率增加，淋球菌、沙眼衣原体所致前庭大腺炎有明显增高趋势。常为混合感染。

（二）临床表现

前庭大腺炎可分为三种类型：前庭大腺导管炎、前庭大腺脓肿和前庭大腺囊肿。炎症多为一侧。

1.前庭大腺导管炎

初期感染阶段多为导管炎，表现为局部红肿、疼痛及性交痛、行走不便；检查可见患侧前庭大腺开口处呈白色小点，有明显触痛。

2.前庭大腺脓肿

导管开口处闭塞，脓性分泌物不能排出，细菌在腺体内大量繁殖，积聚于导管及腺体中，逐渐扩大形成前庭大腺脓肿。患者诉患侧外阴部肿胀,疼痛剧烈,甚至发生排尿痛,行走困难。检查时患侧外阴红肿热痛,可扪及肿块,如已形成脓肿,则触及肿块有波动感,触痛明显,多为单侧,脓肿直径大小为 3~6 cm,表面皮肤变薄,脓肿继续增大,可自行破溃,症状随之减轻;若破口小,脓液引流不畅,症状可反复发作。部分患者伴随发热等全身症状,白细胞计数增高,患侧腹股沟淋巴结肿大等。

3.前庭大腺囊肿

炎症急性期后,脓液被吸收,腺体内的液体被黏液代替,成为前庭大腺囊肿。也有部分患者的囊肿不是因为感染引起,而是因为分娩过程中,会阴侧切时,将腺管切断,腺体内的液体无法排出,长期积累到一定程度后,就会引起前庭大腺囊肿。囊性肿物小时,患者多无症状,肿物增大后,外阴患侧肿大。检查时见外阴患侧肿大,可触及囊性肿物,与皮肤有粘连,该侧小阴唇被展平,阴道口被挤向健侧,囊肿较大时可有局部肿胀感及性交不适,如果不及时治疗,一旦合并细菌感染,又会引起前庭大腺脓肿。也有的患者是因为前次治疗不彻底,以后机体抵抗力降低时,细菌乘机大量繁殖,又形成新的脓肿。这个过程可以多次反复,形成恶性循环。

(三)诊断

大阴唇下 1/3 部位发生红、肿、硬结,触痛明显,甚至行走困难,就应该考虑前庭大腺炎。一般为单侧,与外阴皮肤有粘连或无粘连,可将自其开口部压挤出的分泌物做病原微生物检查及抗生素的敏感试验。根据肿块的部位、外形、有无急性炎症等特点,一般都可确诊。必要时可以穿刺进行诊断,脓肿抽出来的是脓液,而囊肿抽出来的是浆液。

(四)治疗

(1)在前庭大腺炎早期,可以使用全身性抗生素治疗。由于近年淋球菌所致的前庭大腺炎有增加的趋势,所以在用药前最好挤压尿道口,或者取宫颈管分泌物送细菌培养,并做细菌药物敏感试验。在药敏试验结果出来之前,根据经验选择抗生素药物。一般而言,青霉素类药物疗效较好。也可以根据情况,使用局部热敷或理疗,促使炎症消退。同时应保持外阴局部卫生。一旦形成了脓肿,单纯使用抗生素是无效的,应该切开引流。手术时机要选择波动感最明显的时候。一般在大阴唇内侧下方切开,切口不要过小,要使脓液能够彻底排出来。脓液排出后,炎症开始消退时,用 0.1% 聚维酮碘液或 1∶5 000 高锰酸钾溶液坐浴。

(2)对于前庭大腺囊肿的治疗,囊肿造口术方法简单、损伤小,造口术切口选择在囊肿的下方,让囊液能够全部流出来,同时用引流条,以防造口粘连,用 0.1% 聚维酮碘液或 1∶5 000 高锰酸钾溶液坐浴。预后一般都比较好,前庭大腺的功能也可以得到很好的保存。

三、外阴溃疡

(一)病因

外阴溃疡常见于中、青年妇女,按其病程可分为急性外阴溃疡与慢性外阴溃疡两种。溃疡可单独存在,也可以使多个溃疡融合而成一个大溃疡。外阴溃疡多由外阴炎症引起,如非特异性外阴炎、单纯疱疹病毒感染、白塞病、外阴结核、梅毒性淋巴肉芽肿,约有 1/3 外阴癌在早期表现为溃疡。

（二）临床表现

外阴溃疡可见于外阴各个部位,以小阴唇和大阴唇内侧为多,其次为前庭黏膜及阴道口周围。

1.急性外阴溃疡

（1）非特异性外阴炎:溃疡多发生于搔抓后,可伴有低热及乏力等症状,局部疼痛严重。溃疡表浅,数目较少,周围有明显炎症。

（2）疱疹病毒感染:起病急,接触单纯疱疹性病毒传染源后一般有2～7天的潜伏期,之后出现发热等不适,伴有腹股沟淋巴结肿大和疱疹。溃疡大小不等,底部灰黄,周围边际稍隆起,并高度充血及水肿。初起为多个疱疹,疱疹破溃后呈浅表的多发性溃疡,有剧痛,溃疡多累及小阴唇,尤其其内侧面。溃疡常在1～2周内自然愈合,但易复发。

（3）白塞病:急性外阴溃疡常见于白塞病,因口腔、外阴及虹膜睫状体同时发生溃疡,故又称眼-口-生殖器综合征。其病因不明确,病变主要为小动、静脉炎。溃疡可广泛发生于外阴各部,而以小阴唇内外侧及阴道前庭为多。起病急,常反复发作。临床上分为3型,可单独存在或混合发生,以坏疽型最严重。

1）坏疽型:多先有全身症状,如发热乏力等。病变部位红肿明显,溃疡边缘不整齐,有穿掘现象,局部疼痛重。溃疡表面附有多量脓液,或污黄至灰黑色的坏死伪膜,除去后可见基底不平。病变发展迅速,可形成巨大蚕食性溃疡,造成小阴唇缺损,外表类似外阴癌,但边缘及基底柔软,无浸润。

2）下疳型:较常见。一般症状轻,病程缓慢。溃疡数目较多、较浅。溃疡周围红肿,边缘不整齐。常在数周内愈合,但常在旧病灶痊愈阶段,又在其附近出现新溃疡。

3）粟粒型:溃疡如针头至米粒大小,数目多,痊愈快。自觉症状轻微。

（4）性病:如梅毒、软下疳及性病性淋巴肉芽肿均可引起外阴溃疡。

2.慢性外阴溃疡

（1）外阴结核:罕见,偶继发于严重的肺、胃肠道、内生殖器官、腹膜或骨结核。好发于阴唇或前庭黏膜。病变发展缓慢。初起常为一局限性小结节,不久即溃破为边缘软薄而穿掘的浅溃疡。溃疡形状不规则,基底凹凸不平,覆以干酪样结构。病变无痛,但受尿液刺激或摩擦后可有剧痛。溃疡经久不愈,并可向周围扩展。

（2）外阴癌:外阴恶性肿瘤在早期可表现为丘疹、结节或小溃疡。病灶多位于大小阴唇、阴蒂和后联合等处,伴或不伴有外阴白色病变。癌性溃疡与结核性溃疡肉眼难以鉴别,需做活组织检查确诊。

对急性外阴溃疡的患者应注意检查全身皮肤、眼、口腔黏膜等处有无病变。诊断时要明确溃疡的大小、数目、形状、基底情况,有时溃疡表面覆以一些分泌物容易漏诊,故应细心认真查体,分泌物涂片培养,血清学检查或组织学病理有助于诊断。

（三）治疗

因病因往往不是很明确,故治疗上主要以对症治疗为主。

1.全身治疗

注意休息及营养,补充大量维生素B、维生素C;也可口服中药治疗。有继发感染时应考虑应用抗生素。

2.局部治疗

应用 0.1%聚维酮碘液或 1:5 000 高锰酸钾溶液坐浴,局部用抗生素软膏涂抹。急性期可局部应用类固醇皮质激素,以缓解症状。同时要注意保持外阴清洁、干燥,减少摩擦。

3.病因治疗

尽早明确病因,针对不同病因进行治疗。

四、外阴前庭炎综合征

外阴前庭炎综合征好发于性生活活跃的妇女,多数既往有反复细菌或尖锐湿疣感染史。1987 年,Friedrich 将该综合征定义为:①触摸外阴前庭部,或将阴茎插入阴道,或将栓剂送入阴道时,患者即感严重疼痛。②压迫外阴前庭部时,局部有压痛。③前庭部呈现出不同程度的红斑。

其特征是患者主诉当阴道撑开时,发生插入疼痛、不适,触诊时局部有红斑,用棉签轻轻压迫处女膜环上的腺体开口或阴道后系带时有点状疼痛。性交时疼痛异常,甚至在性交后 24 h 内都感到外阴部灼热疼痛,严重者根本不能有正常的性生活。一般而言,病变 3 个月之内属急性;超过 3 个月属慢性。

（一）病因

病因目前尚不清楚,可能存在以下因素。

(1)感染:可能与人乳头状瘤病毒在外阴前庭部的亚临床感染有关,此外,也可能与阴道加德纳菌、念珠菌和解脲支原体感染有一定关系。

(2)异常神经纤维增生。

(3)阴道痉挛、阴道 pH 的改变、外阴某些疾病治疗之后的反应、尿道的压力与变异等有关。

（二）临床表现

严重性交疼痛,持续 1～24 h,导致性交畏惧感。外阴前庭部位疼痛,压痛明显,女性可见前庭部位充血、肿胀。

（三）治疗

(1)保守治疗:主要针对原发性疾病进行抗感染治疗或抗真菌治疗,特异性外阴炎,如白念珠菌感染,应给予抗真菌药物治疗。

(2)前庭切除术:于外阴部沿处女膜内侧边缘做一切口,同时沿黏膜皮肤交界处向会阴方向作一平行切口,两切口于 3 点及 9 点处吻合,前庭后部深入 5 mm 作切除术。切口行间断缝合,14 天拆线,术后 21 天开始用扩张器(2 cm),逐渐扩大阴道口至 4 cm,大部分患者术后疼痛可缓解。

五、外阴接触性皮炎

（一）病因

外阴部皮肤接触刺激性物质或过敏物质而发生的炎症。如接触了较强的酸碱类物消毒剂,阴道冲洗剂,以及一些染色衣物、劣质卫生巾或过敏性药物等,均可引发外阴部的炎症。

（二）临床表现

患者外阴部接触一些刺激性物质后，会感觉接触部位灼热、疼痛、瘙痒，检查见局部出现皮肤潮红、皮疹、水疱，重者可发生坏死及溃疡，过敏性皮炎发生在接触过敏物质的部位。

（三）治疗

根据病史及临床表现诊断不难，须尽快除去病因，避免用劣质卫生巾及刺激性物质（如肥皂），避免搔抓等。过敏性皮炎症状严重者可口服开瑞坦、阿司咪唑或肾上腺皮质激素类药物，局部用氯化钠注射液洗涤或用3％硼酸溶液冷敷，其后擦炉甘石洗剂。如有继发感染，可涂擦抗生素软膏如金霉素软膏或1％新霉素软膏等。

六、外阴结核

（一）病因

外阴结核病在临床上非常少见，多由血行传播而得，极少由性接触感染而致。

（二）临床表现

外阴结核好发于阴唇或前庭黏膜，分为溃疡及增生两型。病变发展较为缓慢，初期常为局限性小结节，不久溃破成浅表溃疡，形状不规则，溃疡基底部被干酪样物质覆盖。病变可扩散至会阴、尿道及肛门，并使阴唇变形。外阴及阴道结核均不引起疼痛，但遭受摩擦或尿液刺激则可发生剧痛。增生型外阴结核者外阴肥厚、肿大，似外阴象皮病，患者常主诉性交疼痛、小便困难。

（三）诊断

对于身体其他部位有结核者，又发现其外阴部有经久不愈的慢性溃疡，应怀疑外阴结核。除根据病史及溃疡的特征外，主要靠分泌物涂片找结核分枝杆菌，动物接种或进行活组织检查。少数结核性外阴溃疡病例，身体其他部位并无结核病灶，则须与一般性外阴溃疡、梅毒性溃疡、软性下疳、外阴癌等相鉴别。

（四）治疗

确诊后，即应进行全身及局部抗结核治疗及支持疗法，以增强抵抗力。局部应保持干燥、清洁，并注意混合感染，针对处理。

七、外阴阴道假丝酵母菌病

因假丝酵母菌性阴道炎症多合并外阴炎，现称为外阴阴道假丝酵母菌病（VVC）。据统计，约75％的妇女一生中曾患过此病。

（一）病因

假丝酵母菌有许多种，外阴阴道假丝酵母菌病中80％～90％病原体为白假丝酵母菌，10％～20％为光滑假丝酵母菌、近平滑假丝酵母菌、热带假丝酵母菌等，白假丝酵母菌为机会致病菌。白假丝酵母菌呈卵圆形，由芽生孢子及细胞发芽伸长形成假菌丝，假菌丝与孢子相连成分枝或链状。白假丝酵母菌由酵母相转为菌丝相，从而具有致病性。假丝酵母菌通常是一种腐败物寄生菌，可生活在正常人体的皮肤、黏膜、消化道或其他脏器中，经常在阴道中存在而无症状。白带增多的非孕妇女中，约有30％在阴道内有此菌寄生，当阴道糖原增加、酸度升高时，或在机体抵抗力降低的情况下，便可成为致病的原因。长期应用广谱抗生素和肾上腺皮质激素，可使假丝酵母菌感染概率大为增加。因为上述两种药物可导致机体内菌群失调,改变了阴道内微生物之间的相互制约关系,故患者抗感染的能力下降。

（二）传染途径

虽然10%~20%的健康妇女阴道中就携带有假丝酵母菌,并且生活中有些特殊情况下可以诱发阴道假丝酵母菌感染,所以假丝酵母菌是一种机会致病菌。但很多时候也能够从外界感染而来。当女性与假丝酵母菌培养阳性的男性有性接触时,其被感染率为80%;与患有假丝酵母菌病的妇女有性接触的男性中,约1/2的人会被感染。也就是说,假丝酵母菌病可以通过性行为传播,这就是女方患假丝酵母菌病时,其配偶也要同时接受治疗的原因。另外,间接接触传染也是一条传播途径。接触被假丝酵母菌患者感染的公共厕所的坐便器、浴盆、浴池座椅、毛巾,使用不洁卫生纸,都可以造成该致病菌的传播。当被感染者外阴道的假丝酵母菌达到一定数量时,即可发生假丝酵母菌病。

（三）临床分类

VVC分为单纯性VVC和复杂性VVC。单纯性VVC是指发生于正常非孕宿主、散发的、由自假丝酵母菌引起的轻度VVC。复杂性VVC包括复发性VVC(RVVV)、重度VVC和妊娠VVC、非白假丝酵母菌所致的VVC或宿主为未控制的糖尿病、免疫功能低下者。RVVC是指妇女患VVC经过治疗后临床症状和体征消失,真菌检查阴性后又出现症状,且经真菌学证实的VVC发作一年内有症状4次或以上。复发原因不明,可能与宿主具有不良因素如妊娠、糖尿病、大剂量抗生素应用、免疫抑制剂应用,治疗不彻底,性伴侣未治疗或直肠假丝酵母菌感染等有关。

（四）临床表现

最常见的症状是白带增多、外阴及阴道内有烧灼感,伴有严重的瘙痒,甚至影响工作和睡眠。部分患者可伴有尿频、尿急、尿痛及性交痛等症状。典型患者妇科检查时可见白带呈豆腐渣样或凝乳状,白色稠厚,略带异味,或带下夹有血丝,阴道黏膜充血、红肿,甚至溃疡形成。部分患者外阴因瘙痒或接触刺激出现抓痕、外阴呈地图样红斑。约10%患者携带假丝酵母菌,而无自觉症状。

（五）诊断

典型病例诊断不困难,根据病史、诱发因素、症状、体征和实验室检查诊断较易。实验室取阴道分泌物涂片检查即可诊断。

1.悬滴法

取阴道分泌物置于玻璃片上,加1滴氯化钠注射液或10%氢氧化钾,显微镜下检查找到芽孢及真菌菌丝,阳性检出率30%~60%。如阴道分泌物pH>4.5,见多量白细胞,多为混合感染。

2.染色法

取阴道分泌物,用革兰染色,阳性检出率达80%。

3.培养法

取分泌物接种于培养基上,查出真菌可确诊,阳性率更高,但不常规应用。部分患者有典型的临床表现,而显微镜检查阴性或反复复发,如阴道分泌物pH<4.5,未见大量白细胞、滴虫及

线索细胞者,临床怀疑耐药菌株或非白假丝酵母菌感染时,采用培养法＋药敏,可明显提高诊断的准确性,同时指导进一步敏感药物治疗。

（六）治疗

1.去除诱因

仔细询问病史,了解存在的诱因并及时消除,如停用广谱抗生素、雌激素、口服避孕药等。合并糖尿病者则同时积极予以治疗。停用紧身化纤内裤,使用棉质内裤,确诊患者的毛巾、内裤等衣物要隔离洗涤,使用开水热烫,以避免传播。真菌培养阳性但无症状者无须治疗。

2.改变阴道酸碱度

真菌最适宜在 pH 5.5～6.5 的环境中生长和繁殖,因此可改变阴道酸碱度,以形成不适宜其生长的环境。使用碱性溶液擦洗阴道或坐浴,不推荐阴道内冲洗。

3.药物治疗

（1）咪唑类药物

1）克霉唑:又称三苯甲咪唑,抗菌作用对白念珠菌最敏感。普遍采用 500 mg 克霉唑的乳酸配方单剂量阴道给药,使用方便、疗效好,且孕妇也可使用。单纯性 VVC 患者首选阴道用药,推荐使用单剂量 500 mg 给药。另有克霉唑阴道栓 100 mg/d,7 天为一疗程;200 mg/d,3 天为一疗程。

2）咪康唑:又称双氯苯咪唑。阴道栓剂 200 mg/d,7 天为一疗程,或 400 mg/d,3 天为一疗程治疗单纯性 VVC。尚有 1.2 g 阴道栓剂单次给药疗效与上述方案相近。亦有霜剂可用于外阴、尿道口、男性生殖器涂抹,以减轻瘙痒症状及小便疼痛。

3）布康唑:阴道霜 5 g/d,3 天为一疗程。体外抑菌试验表明,对于非白假丝酵母菌,如光滑假丝酵母菌等,其抑菌作用比其他咪唑类药物强。

4）酮康唑:口服的广谱抗真菌药,200 mg 每日一次口服,5 天为一疗程。疗效与克霉唑等阴道给药相近。

5）噻康唑:2％阴道软膏单次给药,使用方便、不良反应小、疗效显著。

（2）三唑类药物

1）伊曲康唑:抗真菌谱广,餐后口服的生物利用度最高,吸收快,口服后 3～4 h 血药浓度达峰值。单纯性 VVC 患者可 200 mg 每日 2 次治疗 1 天或 200 mg 每日一次口服治疗 3 天,药物治疗浓度可持续 3 天。对于复发性外阴阴道假丝酵母菌病患者,主张伊曲康唑胶囊口服治疗。

2）氟康唑:是唯一获得 FDA 许可的治疗假丝酵母菌感染的口服药物。药物口服胶囊生物利用度高,在阴道组织、阴道分泌物中浓度可维持 3 天。对于单纯性 VVC,氟康唑 150 mg 单剂量口服可获得满意治疗效果。无明显肝毒性,但需注意肾功能。

3）特康唑:只限于局部应用治疗,0.4％霜剂,5 g/d 阴道内给药 7 天;0.8％霜剂,5 g/d 阴道内给药 3 天;栓剂 80 mg/d 阴道内给药 3 天。

（3）多烯类:制霉菌素 10 万 U/枚,每日阴道用药 1 枚,连续 14 天治疗单纯性 VVC。用本药物治疗的疗程长,药物使用频繁,患者往往顺应性差。

（七）随访

对于 VVC,在治疗结束后 7～14 天和下次月经后进行随访,两次阴道分泌物真菌学检查阴性为治愈。对于 RVVC,在治疗结束后 7～14 天、1 个月、3 个月、6 个月各随访 1 次。

（八）预防

对于初次发生外阴阴道假丝酵母菌病者,应彻底治疗;检查有无全身疾病如糖尿病等,及时发现并治疗;改善生活习惯,如穿宽松、透气的内裤,保持局部干燥及清洁;合理使用抗生素和激素类药物。可试使用含乳杆菌活菌的阴道栓调节阴道内菌群平衡。

八、滴虫性阴道炎

滴虫性阴道炎是由阴道毛滴虫引起的性传播疾病之一,常与其他性传播疾病同时存在,女性发病率在 10%～25%。除了性传播,可通过公共卫生用具、浴室、衣物等间接传染。

（一）病因

滴虫阴道炎是由阴道毛滴虫引起的常见阴道炎。阴道毛滴虫适宜在 25～40 ℃、pH 5.2～6.6 的潮湿环境中生长,在 pH 5 以下或 7.5 以上的环境中生长受抑制。滴虫的生活史简单,只有滋养体而无包囊期,滋养体生命力较强,能在 3～5 ℃的环境中生活 21 天,在 46 ℃的环境中生存 20～60 min,在半干燥环境生存约 10 h,在普通肥皂水中也能生存 45～120 min。月经前后阴道内 pH 发生变化,月经后接近中性,隐藏在腺体和阴道皱襞中的滴虫常得以繁殖而引起炎症发作。

（二）临床表现

25%～50%患者感染初期无症状,称为带虫者。潜伏期为几天到 4 周。当滴虫消耗阴道细胞内糖原、改变阴道酸碱度、破坏其防御机制,在月经前后易引起阴道炎症。

滴虫性阴道炎的主要症状为阴道分泌物增多,多为稀薄、泡沫状,滴虫可通过无氧呼吸酵解糖类,产生腐臭气味,故患者的白带多有臭味,分泌物可为脓性或草绿色;可同时合并外阴瘙痒或疼痛、性交痛等。如合并尿路感染可有尿急、尿频、尿痛及血尿等症状。阴道检查可见阴道黏膜、宫颈阴道部明显充血,甚至宫颈有出血斑点,形成"草莓样"宫颈。阴道毛滴虫能吞噬精子,并阻碍乳酸生成,影响精子在阴道内存活,从而导致不孕。

（三）诊断

根据病史、临床表现及分泌物观察可做出临床诊断。取阴道分泌物检查可确诊。取分泌物前 24～48 h 避免性交、阴道灌洗或局部用药;窥阴器不涂抹润滑剂;分泌物取出后应及时送检,冬天需注意保暖,以避免滴虫活动性下降后影响检查结果。

1.悬滴法

取温氯化钠注射液一滴于玻璃片上,在阴道后穹隆处取分泌物少许混于氯化钠注射液玻片上,立即在低倍显微镜下观察寻找滴虫。镜下可见波状运动的滴虫和增多的白细胞。敏感性为 60%～70%。

2.涂片染色法

将分泌物涂在玻璃片上,待自然干燥后用不同染液染色,不仅能看见滴虫,还能看到并存的假丝酵母菌甚至癌细胞等。

3.培养法

对可疑患者,多次阴道分泌物镜下检查未检出滴虫者,可采用培养法。

（四）治疗

因滴虫阴道炎可同时合并尿道、尿道旁腺、前庭大腺滴虫感染，单纯局部用药不易彻底治愈，故需同时全身用药。

1.全身用药

甲硝唑 2 g 单次口服或替硝唑 2 g 单次口服；或甲硝唑 400 mg，每日 2 次，连服 7 天。口服药物的治愈率为 90%～95%。单次服药方便，但因剂量大，可出现副作用，如胃肠道反应、头痛、皮疹等。甲硝唑用药期间及停药 24 h 内、替硝唑用药期间及停药 72 h 内禁止饮酒，哺乳期用药后不宜哺乳。治疗失败者可采用甲硝唑 2 g/d 口服，连服 3～5 天。

2.阴道局部

阴道局部药物治疗可较快缓解症状，但不易彻底消灭滴虫，停药后易复发。因滴虫适宜生活的环境为 pH 5.2～6.6，阴道用药前先使用 1% 乳酸或 0.5% 醋酸等酸性洗液清洗阴道改变阴道内酸碱度，同时可减少阴道内恶臭分泌物，再使用甲硝唑栓（阴道泡腾片）或替硝唑栓（阴道泡腾片）200 mg，每日一次，7 天为一疗程。

3.性伴侣的治疗

滴虫性阴道炎主要通过性交传播，故患者性伴侣多有滴虫感染，但可无症状，为避免双方重复感染，故性伴侣应同时治疗。

4.滴虫性阴道炎

常在月经期后复发，可考虑下次月经干净后再巩固治疗一疗程。治疗后应在每次月经干净后复查分泌物，经连续检查 3 次阴性后方为治愈。

5.顽固性滴虫性阴道炎

治疗后多次复查分泌物仍提示滴虫感染的顽固病例，可加大甲硝唑剂量及应用时间，1 g 口服，每日 2 次，同时阴道内放置 500 mg，每日 2 次，连续 7～14 天。部分滴虫对甲硝唑有耐药者，可选择康妇栓，每日 1 枚塞阴道，7～10 天为一疗程；严重者，每日早晚 1 次阴道塞康妇栓，7 天为一疗程。

（五）预防

滴虫可通过性生活传播，且性伴侣多无症状。故应双方同时治疗，治疗期间禁止性生活。内衣裤、毛巾等应高温消毒或用消毒剂浸泡，避免重复感染。注意保持外阴清洁、干燥。注意消毒公共浴池、马桶、衣物等传播中介。

九、细菌性阴道病

（一）病因

细菌性阴道病（BV）是阴道内正常菌群失调所致的一种混合感染。正常阴道内以产生过氧化氢的乳杆菌占优势，通过产生乳酸从而保持阴道内较低的酸碱度，维持正常菌群平衡。当有细菌性阴道病时，乳杆菌减少，而阴道加德纳菌与厌氧菌及人型支原体大量繁殖。阴道加德纳菌生活的最适 pH 为 6.0～6.5，最适温度为 35～37 ℃。该菌单独也可引起 BV，但多与其他厌氧菌共同致病。临床及病理特征无炎症改变及白细胞浸润。其发病可能与妇科手术、多次妊娠、频繁性生活及阴道灌洗使阴道内 pH 偏碱有关。口服避孕药有支持乳杆菌占优势的阴道环境的作用,对 BV 有一定防护作用。

（二）临床表现

细菌性阴道病多见于生育期妇女,15～44 岁,10%～40% 患者无临床症状,有症状者主要表现为阴道分泌物增多,有鱼腥味,尤其性交后加重,少数患者伴有轻度外阴瘙痒。分泌物呈鱼腥臭味是由于厌氧菌大量繁殖的同时可产生胺类物质所致。检查见阴道黏膜无充血、红肿的炎症表现,分泌物特点为有恶臭味,灰白色,灰黄色,均匀一致,稀薄,易从阴道壁拭去。

BV 常与滴虫性阴道炎、宫颈炎、盆腔炎同时发生。BV 可引起宫颈上皮不典型增生、盆腔炎、异位妊娠和不孕。孕期合并 BV 可引起胎膜早破、早产、绒毛膜羊膜炎、产褥感染及新生儿感染。

（三）诊断

下列 4 项中有 3 项阳性即可临床诊断为细菌性阴道病。

（1）均质、稀薄、白色阴道分泌物,常黏附于阴道壁上。

（2）线索细胞阳性,取少许阴道分泌物于玻片上,加一滴氯化钠注射液混合,高倍显微镜下观察,见线索细胞,白细胞极少。线索细胞即阴道脱落的表层细胞于细胞边缘贴附颗粒状物,即各种厌氧菌,尤其是加德纳菌,细胞边缘不清。

（3）阴道分泌物 pH＞4.5。

（4）胺臭味试验阳性,取少许阴道分泌物于玻片上,加一滴 10% 氢氧化钾溶液,产生烂鱼肉样腥臭气味,系因胺遇碱释放氨所致。

阴道分泌物性状取决于临床医师的分辨能力,因而特异性、敏感性不高。阴道 pH 是一个较敏感的指标,但正常妇女在性交后、月经期也可有阴道 pH 的升高,特异性不高。胺试验的假阳性可发生在近期有性生活的妇女。BV 为正常菌群失调,细菌定性培养在诊断中意义不大。

（四）治疗

治疗原则:①无症状患者无须治疗。②性伴侣不必治疗。③妊娠期合并 BV 应积极治疗。④子宫内膜活检、宫腔镜、取放 IUD 术、子宫输卵管碘油造影、刮宫术等须行宫腔操作手术者,若术前发现 BV,应积极治疗。

1.硝基咪唑类抗生素

甲硝唑为首选药物。甲硝唑抑制厌氧菌生长,不影响乳杆菌生长,是较理想的治疗药物。甲硝唑 500 mg,每日 2 次,口服连续 7 天;或 400 mg,每日 3 次,口服连续 7 天。甲硝唑 2 g 顿服的治疗效果差,目前不再推荐应用。甲硝唑栓 200 mg,每晚 1 次,连续 7～10 天。替硝唑 1 g,每日 1 次,口服连续 5 天;也可 2 g,每日 1 次,连续 2 天。

2.克林霉素

300 mg,每日 2 次,口服连续 7 天。治愈率约 97%,尤其适用于妊娠期患者（尤其孕早期）和对甲硝唑无法耐受、过敏或治疗失败者。另有含 2% 克林霉素软膏阴道涂布,每次 5 g,连续 7 天。

3.乳酸杆菌栓剂

阴道内用药补充乳酸杆菌,通过产生乳酸从而升高阴道内酸度,抑制加德纳菌及厌氧菌生长,使用后 BV 复发率较单纯使用甲硝唑治疗低,临床值得推广。

4.其他药物

氨苄西林具有较好杀灭加德纳菌的作用,但也有杀灭乳酸杆菌的作用,治疗效果较甲硝唑差。

5.合并滴虫、假丝酵母菌感染的阴道炎

聚甲酚醛阴道栓 1 枚,每日 1 次,连续 6 天。

十、萎缩性阴道炎

(一)病因

萎缩性阴道炎常见于绝经前后、药物或手术卵巢去势后的妇女。自然绝经患者又称为老年性阴道炎,主要因为卵巢功能衰退,雌激素水平下降,阴道黏膜萎缩、变薄,上皮细胞内糖原减少,阴道内 pH 增高,多为 pH 5.0~7.0,局部抵抗力减低,当受到刺激或被损伤时,其他致病菌入侵、繁殖引起炎症。

(二)临床表现

萎缩性阴道炎的临床症状主要为外阴瘙痒、灼热不适伴阴道分泌物增多,阴道分泌物多稀薄呈水样,由于所感染病原菌的不同,也可呈泡沫样、脓性或血性。部分患者有下腹坠胀感,伴有尿急、尿频、尿痛等泌尿系统症状。部分患者仅有泌尿系统症状,曾以尿路感染治疗而效果不佳。

阴道检查可见阴道皱襞减少、消失,黏膜萎缩、变薄并有充血或点状出血,有时可见浅表溃疡。分泌物多呈水样,部分脓性有异味,如治疗不及时,会导致阴道内溃疡面相互粘连,甚至阴道闭锁,分泌物引流不畅者继发阴道或宫腔积脓。

(三)诊断

根据绝经、卵巢手术、药物性闭经或盆腔反射治疗病史及临床表现诊断不难,应取阴道分泌物检查以排除滴虫、假丝酵母菌阴道炎。妇科检查见阴道黏膜红肿、溃疡形成或血性分泌物,但必须排除子宫恶性肿瘤、阴道癌等,常规行宫颈细胞学检查,必要时活检或分段诊刮术。

(四)治疗

治疗在原则上为抑制细菌生长,应用雌激素,增强阴道抵抗力。

(1)保持外阴清洁、干燥:分泌物多时可 1% 乳酸冲洗阴道。

(2)雌激素制剂全身给药:补佳乐每日 0.5~1 mg 口服,每 1~2 个月用地曲孕酮 10 mg 持续 10 天;克龄蒙每日 1 片(含戊酸雌二醇 2 mg,醋酸环丙孕酮 1 mg);诺更宁(含雌二醇 2 mg,醋酸炔诺酮 1 mg)每日 1 片。如为患有乳癌及子宫内膜癌者,慎用雌激素制剂。

(3)雌激素制剂阴道局部给药:0.5% 己烯雌酚软膏或倍美力阴道软膏局部涂抹,0.5 g 每日 1~2 次,连用 7 天。

(4)抑制细菌生长:阴道局部给予抗生素,如甲硝唑 200 mg 或诺氟沙星 100 mg,每日 1 次,连续 7~10 天。

(5)注意营养:给予高蛋白食物,增加维生素 B 及维生素 A 的摄入量,有助于阴道炎的消退。

十一、婴幼儿外阴阴道炎

(一)病因

婴幼儿阴道炎多合并外阴炎,多见于1~5岁幼女。因其卵巢未发育,外阴发育差,阴道细长,阴道上皮内糖原少,阴道内pH 6.0~7.5,抵抗力差,阴道自然防御功能尚未形成,容易受到其他细菌感染。另外,婴幼儿卫生习惯差,年龄较大者有阴道内误放异物而继发感染。病原菌常见大肠杆菌、葡萄球菌、链球菌等。

(二)临床表现

婴幼儿外阴阴道炎的主要症状为阴道内分泌物增多,呈脓性,有异味。临床上多为母亲发现婴幼儿内裤有脓性分泌物而就诊。分泌物刺激可致外阴瘙痒,患儿多有哭闹、烦躁不安、用手搔抓外阴。检查可见外阴充血、水肿或破溃,有时可见脓性分泌物自阴道内流出。慢性外阴炎见小阴唇发生粘连甚至阴道闭锁。

(三)诊断

根据病史、体征及临床表现诊断不难,同时需询问其母亲有无阴道炎病史。取阴道分泌物做细菌学检查或病菌培养。怀疑阴道内有异物者需行肛门检查以确定,必要时需在麻醉下进行。

(四)治疗

治疗原则:①便后清洗外阴,保持外阴清洁、干燥,减少摩擦。②针对病原体选择相应口服抗生素治疗,必要时使用吸管吸取抗生素溶液滴入阴道内。③对症处理,如有蛲虫者给予驱虫治疗;阴道内有异物者,应及时取出。小阴唇粘连者在外涂雌激素软膏后多可松解,严重者应分离粘连后外用抗生素软膏。

第二节　宫颈炎症

宫颈炎是妇科常见疾病。在正常情况下,子宫颈是预防阴道内病原菌侵入子宫腔的重要防线,因子宫颈可分泌黏稠的分泌物形成黏液栓,抵抗病原体侵入子宫腔。但宫颈同时容易受到性生活、分娩、经宫腔操作等损伤,长期阴道炎症,宫颈外部长期浸在分泌物内,也易受病原体感染,从而发生宫颈炎。

一、急性宫颈炎

急性宫颈炎多发生于感染性流产、产褥感染、宫颈急性损伤或阴道内异物并发感染。

(一)病因

急性宫颈炎多由性传播疾病的病原菌(如淋病奈瑟球菌及沙眼衣原体)感染所致,淋病奈瑟球菌感染时约50%合并沙眼衣原体感染,葡萄球菌、链球菌、大肠杆菌等较少见。此外也可由病毒感染所致,如单纯疱疹病毒、人乳头状瘤病毒、巨细胞病毒等。临床常见的急性宫颈炎为黏液脓性宫颈炎(MPC),其特点为宫颈管或宫颈管棉拭子标本上,肉眼可见脓性或黏液脓性分泌物;用棉拭子擦拭宫颈管容易诱发宫颈管内出血。黏液脓性宫颈炎的病原体主要为淋病奈瑟球菌及沙眼衣原体。但部分 MPC 的病原体不清。沙眼衣原体及淋病奈瑟球菌均感染宫颈管柱状上皮,沿黏膜面扩散引起浅层感染,病变以宫颈管明显。

(二)病理

急性宫颈炎的病理变化可见宫颈红肿,宫颈管黏膜水肿,组织学表现见血管充血,宫颈黏膜及黏膜下组织、腺体周围见大量中性粒细胞浸润,腺腔内见脓性分泌物。

(三)临床表现

白带增多是急性宫颈炎最常见的、有时是唯一的症状,常呈脓性甚至脓血性白带。分泌物增多刺激外阴而伴有外阴瘙痒、灼热感,以及阴道不规则出血、性交后出血等。由于急性宫颈炎常与尿道炎、膀胱炎或急性子宫内膜炎等并存,使机体不同程度出现下腹部不适,腰骶部坠痛及尿急、尿频、尿痛等膀胱刺激症状。患急性淋菌性宫颈炎时,可有不同程度的体温升高和白细胞增多;炎症向上蔓延可导致上生殖道感染,如急性子宫内膜炎、盆腔结缔组织炎。

妇科检查可见宫颈充血、水肿、黏膜外翻,宫颈有触痛、触之容易出血,可见脓性分泌物从宫颈管内流出。淋病奈瑟球菌感染的宫颈炎,尿道、尿道旁腺、前庭大腺可同时感染,而见充血、水肿甚至脓性分泌物。沙眼衣原体性宫颈炎可无症状,或仅表现为宫颈分泌物增多,点滴状出血。妇科检查可见宫颈外口流出黏液脓性分泌物。

(四)诊断

根据病史、症状及妇科检查,诊断并不困难,但需明确病原体,应取宫颈管内分泌物做病原体检测,可选择革兰染色、分泌物培养＋药物敏感试验、酶免疫法及核酸检测。革兰染色对检测沙眼衣原体敏感性不高;培养法是诊断淋病的金标准,但要求高且费时长,而衣原体培养的方法复杂,临床少用;酶免疫法及核酸检测对淋病奈瑟球菌及衣原体感染的诊断敏感性及特异性高。

诊断黏液脓性宫颈炎:在擦去宫颈表面分泌物后,用小棉拭子插入宫颈管内取出,肉眼观察棉拭子上见白色或黄色黏液脓性分泌物,将分泌物涂片作革兰染色,如光镜下平均每个油镜中有 10 个以上或高倍视野有 30 个以上中性粒细胞,即可诊断 MPC。诊断需注意是否合并上生殖道感染。

(五)治疗

急性宫颈炎治疗以全身治疗为主,需针对病原体使用有效抗生素。未获得病原体检测结果可根据经验给药,对于有性传播疾病高危因素的年轻妇女,可给予阿奇霉素 1 g 单次口服或多西环素 100 mg,每次 2 次口服,连续 7 天。已知病原体者针对使用有效抗生素。

1.急性淋病奈瑟球菌性宫颈炎

本病的治疗原则是及时、足量、规范、彻底。常用药物:头孢曲松,125 mg 单次肌注;头孢克肟,400 mg 单次口服;大双霉素,4 g 单次Ⅱ注。因淋病奈瑟球菌感染半数合并沙眼衣原体感染,故在治疗的同时需联合抗衣原体感染的药物。

2.沙眼衣原体性宫颈炎

治疗本病的常用药物为四环素类、红霉素类及喹诺酮类。多西环素,100 mg 口服,每日2 次,连用 7 天。阿奇霉素,1 g 单次口服;红霉素,500 mg,每日 4 次,连续 7 天(红霉素,

250 mg,每日 2 次,连续 14 天)。氧氟沙星,300 mg 口服,每日 2 次,连用 7 天;左氧氟沙星,500 mg,每日 1 次,连用 7 天。

3.病毒性宫颈炎

重组人 α_2 干扰素栓抑制病毒的复制同时可调节机体的免疫,每晚 1 枚,6 天为 1 疗程,有促进鳞状上皮化生的作用,从而达到治疗效果。

4.其他

治疗一般化脓菌感染导致的宫颈炎,最好根据药敏试验进行抗生素的治疗。合并有阴道炎者,如细菌性阴道病者需同时治疗。疾病反复发作者,其性伴侣亦需治疗。

二、宫颈炎症相关性改变

(一)宫颈柱状上皮异位

子宫颈上皮在女性一生中都在发生变化,青春期、妊娠期和绝经期尤为明显,并且受外源女性甾体激素、宫颈管和阴道内微环境及 pH 的影响。性生活特别是高危性行为女性中由原始柱状和早期或中期鳞状化生上皮构成的移行带的变化有相关性。随着循环中雌激素和孕激素水平升高,阴道微环境的酸性相对更强,造成宫颈外翻,暴露出宫颈管柱状上皮末端,导致翻转即原始柱状上皮暴露增加,此现象也称为"宫颈柱状上皮异位"。

1.临床表现

宫颈柱状上皮异位常表现为白带增多,而分泌物增多可刺激外阴不适或瘙痒。若继发感染时白带可为黏稠的或脓性的,有时可带有血丝或少量血液,有时会出现接触性出血,也可出现下腹或腰背部下坠痛。

检查见宫颈表面呈红色黏膜状,是鳞状上皮脱落,为柱状上皮所代替,上皮下血管显露的结果。柱状上皮与鳞状上皮有清楚的界限,因非真正"糜烂",可自行消失。

临床常根据宫颈柱状上皮异位的面积将其分成轻、中、重度。凡异位面积小于子宫颈总面积 1/3 为轻度,占 1/3~1/2 者为中度,超过 1/2 总面积者为重度。

2.治疗

有症状的宫颈柱状上皮异位可行宫颈局部物理治疗。常用的方法有以下几种。

(1)电凝(灼)法:适用于宫颈柱状上皮异位面较大者。将电灼器接触糜烂面,均匀电灼,范围略超过糜烂面。电熨深度约 0.2 cm,过深可致出血,愈合较慢;过浅影响疗效。深入宫颈管内 0.5~1 cm,过深易导致宫颈管狭窄、粘连。电熨后创面喷洒呋喃西林粉或涂以金霉素甘油。术后阴道出血可用纱布填塞止血,24 h 后取出。此法简便,治愈率达 90%。

(2)冷冻疗法:系一种超低温治疗,利用制冷剂快速产生低温而使柱状上皮异位面冻结、坏死而脱落,创面修复而达到治疗目的。制冷源为液氮,快速降温至－196 ℃。治疗时根据糜烂情况选择适当探头。为提高疗效可采用冻-溶-冻法,即冷冻 1 min,复温 3 min,再冷冻 1 min。其优点是操作简单,治愈率约 80%。术后很少发生出血及颈管狭窄。缺点是术后阴道排液多。

(3)激光治疗:是一种高温治疗,温度可达 700 ℃以上。主要使柱状上皮异位组织炭化、结痂,待痂脱落后,创面为新生的鳞状上皮覆盖达到修复治疗目的。一般采用二氧化碳激光器,波长为 10.6 μm 的红外光。其优点除热效应外,还有压力、光化学及电磁场效应,因而在治疗上有消炎(刺激机体产生较强的防御免疫机能)、止痛(使组织水肿消退,减少对神经末梢的化学性与机械性刺激)及促进组织修复(增强上皮细胞的合成代谢作用,促进上皮增生,加速创面修复)的作用,故治疗时间短,治愈率高。

(4)微波治疗:微波电极接触局部病变组织,快速产生高热效应,使得局部组织凝固、坏死,形成非炎性表浅溃疡,新生鳞状上皮覆盖溃疡面而达到治疗目的,且微波治疗可出现凝固性血栓从而有利于止血。此法出血少,无宫颈管粘连,治愈率约90%。

(二)宫颈息肉

可能是炎症的长期刺激导致宫颈管黏膜局部增生,由于子宫具有排异作用,使增生的黏膜逐渐往宫颈口突出,形成宫颈息肉。镜下宫颈息肉表面覆盖一层柱状上皮,中心为结缔组织,伴充血、水肿及炎性细胞浸润。宫颈息肉极易复发,恶变率低。

1.临床表现

宫颈息肉常表现为白带增多或白带中带有血丝或少量血液,有时会出现接触性出血,也可无任何症状。检查时见宫颈息肉为一个或多个,色红,呈舌状,直径一般1 cm,质软而脆,触之易出血,其蒂细长,多附于宫颈外口。

2.治疗

宫颈息肉应行息肉摘除术,术后标本常规送病理检查。

(三)宫颈腺囊肿

子宫颈鳞状上皮化生过程中,使柱状上皮的腺口阻塞,或其他原因致腺口阻塞,从而导致腺体内的分泌物不能外流而潴留于内,致腺腔扩张,形成大小不等的囊形肿物。其包含的黏液常清澈透明,也可能由于合并感染而呈混浊脓性。腺囊肿一般小而分散,可突出于子宫颈表面。小的仅有小米粒大,大的可达玉米粒大,呈青白色,常见于表面光滑的子宫颈。

(四)宫颈肥大

宫颈肥大可能是由于炎症的长期刺激,宫颈组织反复发生充血、水肿,炎性细胞浸润及结缔组织增生,致使子宫颈肥大,严重者可较正常子宫颈增大1倍以上。

女性内外生殖器官的任何部位发生的良性及恶性肿瘤,又称妇科肿瘤。外阴良性肿瘤种类很多,发生在全身皮肤的肿瘤均可在此出现。外阴恶性肿瘤多为原发性,占妇科恶性肿瘤的4%,其中以外阴癌最多见。外阴黑色素瘤恶性度高,转移早,发展快。外阴肉瘤少见。阴道肿瘤较少见,恶性肿瘤常为继发性。阴道鳞状细胞癌常继发于宫颈癌。阴道透明细胞癌与出生前母亲服用雌激素有关。阴道葡萄状肉瘤多发生在5岁以内幼女,恶性程度极高。子宫良性肿瘤最多见的是子宫肌瘤。子宫恶性肿瘤也较多见,其中宫颈癌、宫体癌(即子宫内膜癌)为常见的妇科肿瘤。还有妊娠性滋养细胞肿瘤及很少见的子宫肉瘤等。卵巢良性、恶性肿瘤均较常见,分类复杂。输卵管恶性肿瘤极少见,仅占妇科癌症的1%以下,其主要症状是阴道大量排液、不规则出血等。继发性输卵管癌较原发多,常由卵巢、子宫转移而来。

第三章 女性内分泌疾病

第一节 高雄激素血症

多毛是高雄激素血症最常见的表现,导致多毛的原因通常是卵巢或肾上腺功能异常引起的雄激素过量,或是雄激素在毛囊皮脂腺水平的表达增强,或者是两者联合作用的结果。相反,男性化表现很少见,它标志着雄激素水平显著升高。卵巢或肾上腺肿瘤常常导致男性化特征出现,这些肿瘤可以是良性的,也可能是恶性的。

一、多毛

多毛是女性最常见的雄激素过量的表现,指呈男性分布的末端毛发过度生长。特别是中线毛发、鬓角、髭、胡须、胸部或乳房间的毛发、股内侧和背部下端中线延续至两臀间区域的毛发。雄激素作用于这些雄激素敏感区的毛囊皮脂腺,使正常分布的毫毛(纤细、色浅、短)转化为末端毛发(粗、硬、色深且长)。

雄激素对毛发的影响因躯体表面的特定部位而异。非雄激素依赖型的毛发包括:毫毛、眉毛和睫毛。四肢和躯干的毛发对雄激素的敏感性很低。腋毛和阴部的毛发对低水平的雄激素敏感。甚至肾上腺源性的雄激素达到成人中等水平就足以使这些部位的末端毛发实质性生长。面部和身体男性化有关的毛囊(中线、面部、乳房下方)需要高水平的雄激素,如功能正常的睾丸分泌的雄激素或卵巢或肾上腺异常分泌的雄激素。年龄和遗传因素决定头皮毛囊对雄激素的敏感性。性腺分泌的雄激素能不同程度地抑制头发生长,使秃顶常见于男性和男性化特征较明显的女性。雄激素合成增加及皮肤对雄激素敏感性增强均可导致多毛。皮肤的敏感性取决于遗传因素决定的局部 5α-还原酶的活性,它可将睾酮转化为二氢睾酮(DHT)。在毛囊部位,二氢睾酮是具有双倍活性的雄激素。

毛发在生长期(anagen,毛发生长初期)、退化期(catagen,毛发生长中期)和静止期(telogen,毛发生长终期)之间周期性生长,毛发生长期和静止期的时限因身体部位、遗传因素、年龄和激素效应不同而异。正常情况下,个体毛发的生长、静止和脱落周期不同步,但是当发生严重的代谢和内分泌改变时(如妊娠和严重的疾病),会促使其毛发同步进入静止期,在随后几个月,机体就可能出现严重的脱发(尽管是暂时的)。

多毛是相对而非绝对的定义,在某种情况下被认为是正常的,而在其他的情况下就可能被视为异常的。社会和临床对多毛的认识存在明显差异,反映出不同种族的皮肤对雄激素敏感性以及不同文化观念的差异。仅 5% 的绝经前白人妇女出现雄激素依赖型毛发(阴部和腋毛除外),北美的白人妇女视之为异常,而另一些种族,如因纽特人和地中海沿岸地区妇女,面部和躯体其他部位的男性模式的毛发更加普遍,而且被视为正常。

(一)多毛症和男性化

以下两种情况需与多毛鉴别。多毛症是指非性区出现非雄激素依赖型末端毛发,如躯干和肢端。可能是由常染色体异常决定的先天性疾病、代谢性疾病(如神经性厌食、高甲状腺素血症、迟发性皮肤卟啉症)或药物(如乙酰唑胺、皮质类固醇、环孢霉素、二氮嗪、干扰素、米诺地尔、苯妥英钠、链霉素)所致。男性化指显著的、全面的男性化转变,包括声音粗哑、肌肉增加、阴蒂肥大(正常阴蒂的径线:宽 3.4 mm±1 mm,长 5.1 mm±1.4 mm),女性特征消失(乳房变小,促成女性体态的脂肪减少)。尽管多毛伴有男性化表现,但是男性化表现是指高度可能发生一种更严重状况,而不仅仅是出现多毛。应着重询问多毛或男性化发生的年龄和进展速度。无论发生在青春期前、青春期或青春期后,男性化或雄激素效应的快速进展都伴有非常严重的高雄激素血症,应当怀疑卵巢和肾上腺肿瘤或库欣综合征。无排卵表现为闭经或月经稀发,增加了隐性高雄激素血症的可能性。月经周期规律的多毛症则常常雄激素水平正常。多毛是由于毛囊皮脂腺的遗传敏感性增加造成的,称为特发性多毛。实际上无排卵总是出现在男性化表现中。

医师需要采用敏感且合适的方法判断多毛的程度,包括应该询问患者是否剃须、是否使用化学制剂或机械性方法脱毛。多毛程度典型的临床评价是主观地将其划分为轻、中、重度。然而,客观评价是有益的,尤其是确立治疗基线,以此才能评估疗效。多毛评分标准已经得以应用,将身体九个雄激素敏感区域,按毛发多少进行评分——0~4 分。评分超过 8 分为多毛。

医师应该获取患者的家族史,以发现特发性多毛症、PCOS、先天性和成年发生的肾上腺增生(CAH 或 AOAH)、糖尿病和心血管疾病的证据;也应当了解用药史。除了通常引起多毛的药物,合成的类固醇和睾酮衍生物的药物也可造成多毛甚至男性化。体格检查时,应关注有无肥胖、高血压、溢乳、男性样秃顶、痤疮(面部和背部),以及色素沉着。多毛常见于库欣综合征,与 AOAH 和 PCOS 的多毛表现酷似。库欣综合征的表现包括"满月脸"、多血质、紫纹、"水牛肩"(颈背部和锁骨上脂肪垫)和近端肌无力。而在其他高雄激素性疾病中,桡侧肌肉组织维持良好或增强,这个表现有助于鉴别诊断。

(二)雄激素的作用

在促肾上腺素(ACTH)和黄体生成素(LH)的分别作用下,肾上腺和卵巢均可产生雄激素及其前体。雄激素的生物合成从侧链裂解酶将胆固醇限速转化为孕烯醇酮开始。此后,孕烯醇酮通过 Δ-5 途径,经历两步反应,转变为 17-酮脱氢表雄酮(DHEA)。反应由具有 17α-羟化酶和17,20-裂解酶活性的 CYP17 催化完成。同时,孕酮经 Δ-4 途径转化为雄烯二酮。Δ-5 异构酶和3β-羟类固醇脱氢酶(3B-HSD)将 Δ-5 途径的中间产物向 Δ-4 途径代谢。

1.肾上腺 17-酮类固醇

青春期前,女性肾上腺分泌 17-酮类固醇增加,这不依赖青春期下丘脑-垂体-卵巢轴的成熟。肾上腺激素分泌的这种变化称为肾上腺功能初现(adrenarche),其特征是,肾上腺皮质对ACTH 反应发生显著改变,优先分泌 Δ-5 类固醇,包括 17-羟孕烯醇酮、脱氢表雄酮和硫酸脱氢表雄酮(DHEAS)。这种反应的基础与肾上腺网状带增加,以及17-羟化酶和17,20-裂解酶的活性增加有关。随着肾上腺功能初现,雄激素分泌增加,促使阴毛和腋毛明显生长,腋窝毛囊皮脂腺分泌汗液增多。

2.睾酮

妇女血清中的睾酮大约一半来自雄烯二酮的外周转化,而另一半来自腺体(卵巢和肾上腺)的直接分泌。女性卵巢和肾上腺产生的睾酮量大致相等。肾上腺主要通过分泌雄烯二酮来生成睾酮。

血循环中的睾酮,66%~78%与性激素结合蛋白(SHBG)结合,没有生物活性。未与SHBG结合的睾酮,与白蛋白微弱结合(20%~32%)。仅一小部分(1%~2%)睾酮是完全未结合或游离的。

未与SHBG结合的循环睾酮与SHBG浓度呈负相关。在高雌激素水平情况下,如妊娠、黄体期、应用雌激素(包括口服避孕药)等,SHBG也增高。引起甲状腺素升高的情况和肝硬化时,由于SHBG产生增加,导致游离雄激素水平降低。相反,当SHBG水平下降时,游离睾酮随雄激素升高相应增加。雄激素分泌异常(即PCOS、肾上腺增生、库欣综合征),药物(即具有雄激素生物活性的孕激素制剂、丹那唑、糖皮质激素),生长激素,高胰岛素血症,肥胖和催乳素均可引起。

(三)评估高雄激素血症

在高雄激素状态下,高水平的雄激素作用于肝脏,使SHBG减少,总睾酮水平的升高不能相应地反映睾酮生成增多。因此,当发生中度高雄激素血症时,出现许多功能性的高雄激素状态的特征,但是总睾酮水平的升高可以仍维持在正常范围内,仅游离睾酮水平可以反映出高雄激素血症。然而,测定总睾酮可以发现重度高雄激素血症,伴发男性化和分泌睾酮的肿瘤。因此,当总睾酮水平与高雄激素血症患者的临床评估一致时,通常就足以用于诊断和处理。如果要更精确地描述高雄激素血症程度,可以测定游离睾酮,以评估睾酮生成的增加程度。尽管在评价大多数患者时不必进行这些检查,但是在科研时和其他某些临床情况下,常常需要进行这些检查。

多数医师测定某种类型的睾酮水平,所以应当了解所使用的方法及其准确性。尽管平衡透析法是测定游离睾酮的标准方法,但因其价格昂贵、方法复杂,常常限用于科研。在临床工作中,可以通过测定与白蛋白和SHBG结合的睾酮来计算游离睾酮。

与白蛋白非特异性结合的睾酮(AT)与游离睾酮(FT)呈线性相关,可以用下面的公式表示:

$$AT = K_a[A] \times FT$$

公式中,AT代表与白蛋白结合的睾酮,K_a是白蛋白结合睾酮的相关常数,[A]代表白蛋白浓度。

多数多毛患者的白蛋白水平在狭窄的生理范围内波动,因此不会明显影响游离睾酮的浓度。当白蛋白在生理范围时,可以通过测定总睾酮和SHBG来计算游离睾酮。在白蛋白正常的个体中,采用此方法检测游离睾酮,与平衡透析法对照,其结果可靠,能够快速、简单、准确地检测总睾酮并计算出游离睾酮水平及SHBG浓度。

睾酮的生物活性取决于白蛋白与游离睾酮的相互关系,同时受实际白蛋白、总睾酮和 SHBG 水平的影响。通过总睾酮、SHBG 和白蛋白的联合检测,可以更加准确地计算出具有生物活性的睾酮,因此,雄激素的作用源自睾酮。

妊娠可能会改变对有生物活性睾酮的检测准确性。雌二醇和睾酮同样具有 SHBG 高亲和力。在妊娠期,由于雌二醇占据了 SHBG 的大部分位点,检测 SHBG 可能会高估 SHBG 结合睾酮的能力,因此,与平衡透析法相比,以此方法不能准确推算出游离睾酮。在妊娠期怀疑自主分泌睾酮的肿瘤或黄体瘤时,检测睾酮很有价值,测定总睾酮可提供充足的诊断信息。

睾酮必须经 5α-还原酶(一种可以还原睾酮和雄烯二酮的细胞质酶)转化成其活性代谢物——二氢睾酮(DHT),才能在靶组织产生生物效应。5α-还原酶有两组同工酶:Ⅰ型在皮肤占优势,Ⅱ型或酸性 5α-还原酶分布在肝脏、前列腺、精囊和生殖器皮肤。Ⅱ型同工酶与睾酮的亲和力是Ⅰ型的 20 倍。男性缺乏Ⅰ型和Ⅱ型同工酶,都会导致外生殖器模糊,而且两种同工酶可能都参与了雄激素对毛发的作用。二氢睾酮的效能比睾酮强,主要是因为它具有更强的雄激素受体亲和力,而且与受体分离更慢。虽然二氢睾酮是发挥大多数雄激素效应的重要细胞间介质,但是检测循环二氢睾酮水平没有临床价值。各种雄激素的相对效能如下。

(1)二氢睾酮=300。

(2)睾酮=100。

(3)雄烯二酮=5。

(4)硫酸脱氢表雄酮=5。

肾上腺功能初现前,雄激素一直处于低水平。8 岁左右,脱氢表雄酮和硫酸脱氢表雄酮显著增加,预示着肾上腺功能初现。游离脱氢表雄酮的半衰期非常短(大约 30 min),但是如果被硫酸化,半衰期可以延长至数小时。硫酸脱氢表雄酮的作用仍不清楚,但是与应激有关,其水平在成年期逐步下降。绝经后,卵巢停止分泌雌激素,硫酸脱氢表雄酮水平继续下降,而睾酮水平维持不变或甚至可能升高。虽然绝经后卵巢生成睾酮,但是睾酮水平仍保持昼夜变化,反映出肾上腺仍在雄激素分泌中起重要作用。随着年龄增长,雄激素在外周组织转化为雌激素的芳香化作用增强,但是由于只有小部分雄激素(2%~10%)以这种形式代谢,所以这种代谢几乎没有临床意义。

(四)实验室检查

当需要实验室检查评价多毛时,具有生物活性的睾酮(总睾酮、SHBG 和白蛋白水平)或计算游离睾酮水平(假设白蛋白水平正常)可以准确地评价睾酮的雄激素作用。然而,多数临床情况下,检测总睾酮(≤200 ng/nd)、硫酸脱氢表雄酮和 17-羟孕酮,可用于帮助鉴别那些需要进一步明确的情况。无论是否伴有月经异常,多毛时都需要检测 LH、尿促卵泡激素(FSH)、催乳素和促甲状腺素,以判断有无排卵异常。

高甲状腺血症和高催乳素血症可导致 SHBG 降低,从而升高未结合睾酮的水平,有时导致多毛。在一些 PCOS 妇女中,可发现 LH/FSH 比值升高,但是不可用于确诊。对怀疑库欣综合征的患者,应该测定 24 h 尿皮质醇(最敏感和特异)或行过夜地塞米松抑制实验进行筛查。进行这项实验时,患者在当晚 11 时口服地塞米松 1 mg,次日早 8 时测血皮质醇。地塞米松抑制实验后,血皮质醇达到 2 μg/dL 或更高,需要通过进一步检查来诊断库欣综合征。17-羟孕酮升高可以鉴别成人型肾上腺皮质增生症患者,也可见于 1%~5% 多毛女性。17-羟孕酮水平在月经周期中变化显著,排卵前后和黄体期升高,在 PCOS 患者中可以中度升高。标准的检查需在卵泡期清晨进行。卵泡期清晨的 17-羟孕酮正常基线低于 200 ng/dL(6 nmol/L)。当超过 200 ng/dL,但是低于 800 ng/dL(24 nmol/L),需要测定 ACTH 以鉴别 PCOS 和成人型肾上腺增生症。超过 800 ng/dL(24 nmo/L)时也应当测定 ACTH,但由于 21-羟化酶缺乏,ACTH 超过 800 ng/dL(24 nmol/L)实际上可以诊断成人型肾上腺增生症。

一些多毛妇女的总睾酮高于正常[20~80 ng/dL(0.723 nmol/L)]水平。总睾酮的升高不能可靠地反映出睾酮生成量的增加,所以应当根据典型的男性化多毛或测定游离或未结合睾酮(有生物活性或计算的游离睾酮水平)进行诊断。但是,总睾酮可作为诊断分泌雄激素肿瘤非常可靠的指标。当总睾酮超过 200 ng/dL 时,应进一步检查有无卵巢或肾上腺肿瘤,当硫酸脱氢表雄酮超过正常高限两倍,应进一步检查有无肾上腺肿瘤。出现男性化表现都需要检查总睾酮和硫酸脱氢表雄酮。

过去曾经提倡检查雄激素结合物,然而现如今并不推荐将其作为多毛患者的常规检查。多毛本身就是游离睾酮对毛囊作用的极好的生物学鉴定,而雄激素结合物来自肾上腺的前体,可能是肾上腺而不是卵巢生成类固醇的指标。

大多数实验室,硫酸脱氢表雄酮的正常上限是 350 pg/dL(9.5 mnol/L)。硫酸化类固醇半衰期长,变异度被最小化,所以一份随机标本是足够的。硫酸脱氢表雄酮正常可以完全排除肾上腺疾病,而中度升高常见于 PCOS。硫酸脱氢表雄酮超过正常上限 2 倍时,700 μg/dL(20 nmol/L),常需要排除肾上腺肿瘤或库欣综合征。硫酸脱氢表雄酮阈值的上限随年龄而显著改变,在 20 岁左右达到峰值,此后稳定下降;实验室通常提供年龄的参考值。卵巢肿瘤极少与硫酸表雄酮升高有关。

二、多囊卵巢综合征

多囊卵巢综合征是高雄激素血症和多毛最常见的原因。1935 年,Stein 和 Leventhal 首先描述了闭经与双侧多囊卵巢及肥胖的关系,数十年来,称之为 Stein-Leventhal 综合征。后来,逐渐认识到,PCOS 是一种疾病,其主要特征是月经稀发或闭经,并伴有高雄激素血症的临床表现或实验室证据。此外,还认识到,大部分超重的 PCOS 妇女存在高胰岛素血症。PCOS 的病因可能是多基因或多因素的,或者二者兼有。以下是根据健康和儿童健康,以及人类发育国立研究院(the National Institutes of Health andChild. Health and Human Development)修改意见制定的诊断标准。

主要条件:长期无排卵;高雄激素血症;高雄激素血症的临床表现;排除其他病因。

次要条件:胰岛素抵抗;围初潮期出现多毛和肥胖;LH/FSH 比值升高;与高雄激素血症(游离睾酮,硫酸脱氢表雄酮)相关的间歇性无排卵。

此标准中,仅有两项诊断 PCOS 的主要标准:无排卵和高雄激素血症的临床表现或实验室证据。在排除其他引起高雄激素血症的病理状况(如成人型肾上腺增生症、卵巢肿瘤或库欣综合征)或导致无排卵的情况(如低促性腺激素性或高促性腺激素性疾病,高催乳素血症,甲状腺疾病)下,仅这两项主要条件就足以诊断多囊卵巢综合征。

其他常见的临床表现缺乏一致性,因此,仅作为次要标准。包括:LH/FSH 比值升高,胰岛素抵抗,稀发排卵,初潮前后出现多毛和肥胖,以及 PCOS 的超声检查证据。

在美国,大约 70%的 PCOS 患者出现多毛。而在日本,仅 10%～20%的患者存在多毛。这种差异可能是因为遗传因素决定了皮肤 5α-还原酶活性的差异。

无排卵或稀发排卵导致 PCOS 患者发生月经紊乱,从闭经到月经稀发均可发生。尽管有研究发现月经规律的高雄激素妇女中无排卵率也达到 21%,但是无排卵的 PCOS 妇女很少有规律月经。典型表现是病变可能持续终生,其特点是青春期出现异常月经,伴有痤疮和多毛;也可发生在成人期,并伴有肥胖,后者可能是由日益严重的高胰岛素血症所致。

50%以上的 PCOS 患者存在肥胖。身体的脂肪通常呈向心性分布(男性型肥胖)。腰臀比升高与胰岛素抵抗有关,预示着糖尿病和心血管疾病的风险增加。

PCOS 普遍存在胰岛素抵抗,导致高胰岛素血症。胰岛素抵抗最终可能导致高血糖和 2 型糖尿病。约 1/3 肥胖 PCOS 患者发生发糖耐量受损(IGT),7.5%～10%患 2 型糖尿病。与美国的普通人群(7.8%IGT,1%糖尿病)比较,即使在非肥胖的 PCOS 女性中,这些比例也有轻度升高。

PCOS 患者的其他症状包括纤溶蛋白活性受损,表现为纤溶酶原激活物抑制剂水平升高,随着年龄增大,高血压发病概率增高,到围绝经期达 40%,动脉粥样硬化和心血管疾病更加普遍,而且估计心肌梗死的风险增加 7 倍。

(一)病理

肉眼观察 PCOS 患者的卵巢是正常人的 2～5 倍。卵巢表面的横切面呈白色、皮质增厚,存在多个卵泡,其直径小于 1 cm。显微镜下,卵巢皮质纤维化,细胞减少,可能包含重要的血管。除了小闭锁卵泡,内膜黄素化的卵泡数量增加。间质可能含有黄素化间质细胞。

(二)病理生理和实验室检查

PCOS 的高雄激素血症和无排卵可能是由以下 4 个部分的异常内分泌活动引起的:①卵巢。②肾上腺。③外周组织(脂肪)。④下丘脑-垂体。

PCOS 患者的卵巢组织是最重要的雄激素来源。肾上腺和卵巢的雄激素形成酶 CYP17 的功能障碍都可能是 PCOS 发生高雄激素血症的病理生理机制的中心环节。在 LH 刺激下,卵巢间质、卵泡膜和颗粒细胞合成卵巢雄激素过多。LH 通过多种途径影响了 PCOS 卵巢雄激素的活性:①总睾酮和游离睾酮水平与 LH 水平直接相关。②可能由于 CYD17 功能障碍,卵巢对促性腺激素刺激更为敏感。③用促性腺激素释放激素(GnRH)激动剂治疗有效地抑制血清睾酮和雄烯二酮水平。④抑制雄激素比抑制内源性促性腺激素诱导的雌激素需要更大剂量的 GnRH 激动剂。

PCOS 患者雄激素水平升高原发于卵巢。血清总睾酮水平通常不超过正常上限的 2 倍(20～80 ng/dL)。然而,在卵巢卵泡膜增生症时,其值可达 200 ng/dL 或更高水平。在 PCOS 的发病过程中,肾上腺也发挥了作用。尽管卵巢和肾上腺同时存在机能亢进的 CYP17 雄激素生成酶,但是仅在 50%左右的 PCOS 患者中显示脱氢表雄酮增加。脱氢表雄酮对 ACTH 刺激的超敏感,青春期前后出现症状,17,20-裂解酶活性(两种 CYP17 酶之一)是肾上腺功能初现的关键酶,从这些事实推导出肾上腺功能初现亢进导致 PCOS 的假说。

外周组织,指皮肤和脂肪组织,通过以下几个方面在 PCOS 发病中起作用:①分布在皮肤的 5α-还原酶,其活性很大程度上决定了有无多毛。②脂肪细胞中的芳香化酶和 17β-HSD 活性增强,而且随着体重增加,外周组织芳香化酶增多。③由于肥胖,雌激素经 2-羟基化和 17α-氧化的减少,导致其代谢减少,而其经雌激素活性的 16 羟雌激素(雌三醇)代谢作用增加。④但是 PCOS 患者的雌二醇处于卵泡期水平,由于腺外芳香化酶生成雄烯二酮,导致 E_1 水平升高。⑤E_1:E_2 比值倒置引起长期高雌激素状态,并且缺乏孕激素对抗作用。

下丘脑-垂体参与了 PCOS 发病的关键环节:①GnRH 脉冲频率增加导致 LH 脉冲频率比正常卵泡期相对增加。②LH 脉冲频率增加可以解释常见的 LH 升高和 LH:FSH 比值升高现象。③FSH 不随 LH 增加而升高,可能是由促性腺激素脉冲频率增加,以及长期雌激素水平升高和正常卵泡抑制素的协同副反馈作用所致。④雌激素可能对垂体产生异常反馈,约 25% 的 PCOS 患者出现催乳素水平轻度升高。对一些 PCOS 患者,溴隐亭可以降低 LH 水平,恢复排卵功能。

(三)胰岛素抵抗

PCOS 患者通常存在胰岛素抵抗和高胰岛素血症。胰岛素抵抗和高胰岛素血症在 PCOS 的卵巢类固醇合成功能障碍中起作用。发生 PCOS 时,胰岛素使卵巢类固醇的生成不依赖于促性腺激素分泌。卵巢间质细胞存在胰岛素和胰岛素样因子Ⅰ(IGF-Ⅰ)受体。已经在 50% 的 P-COS妇女中证实胰岛素受体介导的信号传递早期阶段存在特异性缺陷(自身磷酸化减弱)。肥胖是胰岛素抵抗和代偿性高胰岛素血症最常见的原因,也常见于 PCOS 中,尽管如此,仅用肥胖依旧不能解释这种重要的联系。下列发现证实了 PCOS 相关的胰岛素抵抗并非高雄激素血症所致。

(1)高胰岛素血症通常不是高雄激素血症的特征,而是仅与 PCOS 有关。

(2)在肥胖的 PCOS 妇女中,30%～45%存在葡萄糖不耐受或显性糖尿病,而排卵的高雄激素 PCOS 妇女的胰岛素水平和糖耐量均正常。PCOS 和肥胖对胰岛素的作用似乎是协同的。

(3)应用长效 GnRH 类似物抑制 PCOS 妇女的卵巢合成类固醇,不能改变胰岛素水平和胰岛素抵抗。

(4)对伴有高胰岛素血症和高雄激素血症的卵巢卵泡膜细胞增生症患者行卵巢切除术,尽管可降低雄激素水平,但并不能改变胰岛素抵抗。

黑棘皮征是多毛妇女胰岛素抵抗的可靠标志。这种增厚的、伴有色素沉着、如天鹅绒般的皮肤病变最常见于外阴,也可见于腋窝、颈背部上方、乳房下方和股内侧。HAIR-AN 综合征包括高雄激素血症(ILA),胰岛素抵抗(IR)和黑棘皮征(AN)。这些患者常常雄激素水平升高(>150 ng/dL),空腹胰岛素水平超过 25 μIU/mL(正常<20～24 μIU/mL),75 g 葡萄糖负荷最高血清胰岛素水平超过 300 μIU/mL(正常服糖后 2 h<160 μIU/mL)。

1.糖尿病和胰岛素抵抗的筛查策略

已经推荐了多种检查和筛查方法来评估是否存在高胰岛素血症和胰岛素抵抗。一种方法是检测空腹血糖/胰岛素比值,比值低于 4.5 表明存在胰岛素抵抗。检查 2 h 糖耐量(GTT)及胰岛素水平,10%的非肥胖和 40%～50%的肥胖 PCOS 患者存在糖耐量受损(IGT 指 2 h 血糖 ≥140 或≤199 mg/dL)或显性 2 型糖尿病(任何血糖水平>200 mg/dL)。一些研究采用检查

2 h GTT,胰岛素峰水平超过 150 μIU/mL 或平均水平超过 84 μIU/mL3 次以上作为高胰岛素血症的诊断标准。

虽然检测胰岛素抵抗本身对于诊断和处理 PCOS 没有实用价值,但是检查 PCOS 妇女的糖耐量是有意义的,因为胰岛素抵抗与心血管疾病风险有关。这项筛查的合适频率取决于妇女的年龄、体重指数和腰围,这些指标都会增加心血管疾病的风险。

2.干预

随着体重减轻,异常的糖代谢可能会明显改善,减重也可以减轻高雄激素血症和恢复排卵功能。对肥胖、胰岛素抵抗的妇女,限制摄入热量可以减轻体重,这将减轻胰岛素抵抗的严重程度(体重每减轻 10 kg,胰岛素水平下降 40%)。胰岛素水平降低将使雄激素生成明显减少(体重每减轻 10 kg,睾酮水平下降 35%)。

目前认为胰岛素抵抗、高胰岛素血症是一组症候群,称之为代谢综合征或 X 代谢异常综合征。作为心血管疾病的重要风险因素,对胰岛素抵抗已经确立了诊断标准,符合三项标准时可确诊。X 代谢异常综合征诊断标准显示的值越高,胰岛素抵抗水平越高,其后果越严重。以下诊断标准可以鉴别那些需要降低胰岛素药物治疗的患者。

(1)女性腰围>89 cm。

(2)甘油三酯>150 mg/dL。

(3)HDL 胆固醇<50 mg/dL。

(4)血压>130/85 mmHg。

(5)空腹血糖:110~125 mg/dL。

(6)2 h GTT(75 g):140~199 mg/dL。

风险因素包括非白种人、少动的生活模式、体重指数(BMD)>25、年龄大于 40 岁、心血管疾病、高血压、PCOS、高雄激素血症、胰岛素抵抗、HAIR-AN 综合征、非酒精性脂肪肝和 2 型糖尿病或妊娠糖尿病或糖耐量受损的家族史。

(四)超声检查

PCOS 妇女的超声检查常呈特有的异常表现。卵巢体积增大。最重要的超声发现是双侧卵巢内 0.5~0.8 cm 的微小卵泡数目增加,在每侧卵巢的任何切面超过 5 个微小卵泡。这些发现既不十分敏感也不特异,将其作为评估 PCOS 的重要部分备受质疑义。

(五)远期风险

长期无排卵的 PCOS 妇女,雌激素水平持续升高,而且缺乏孕激素对抗,将增加子宫内膜癌的风险。这类子宫内膜癌通常是分化好的 I 期病变,治愈率达 100%。应考虑对 PCOS 患者进行子宫内膜活检,因为最早 30 岁前就可能偶有子宫内膜癌发生。异常子宫出血、体重增加和年龄是影响是否进行子宫内膜活检的因素。预防子宫内膜癌是 PCOS 患者的治疗目标。如果其他处理(如氯米芬)或给予连续孕激素作用(如口服避孕药)不能诱导规律排卵,应该周期性给予孕激素,以诱导子宫内膜规律地向分泌期转化。同样,高雌激素状态与乳腺癌风险增加和卵巢癌风险增加(增加 2~3 倍)有关。非肥胖和未服用口服避孕药(OCs)的患者风险更高。

三、高雄激素血症和 PCOS 的治疗

治疗取决于患者的意愿。一些患者需要激素避孕,而另一些要求诱导排卵。所有存在明显排卵障碍的病例都需要使用孕激素来阻断缺乏对抗的雌激素作用。诱导排卵使黄体周期性发挥作用,通过避孕药进行孕激素控制或者间断应用孕激素调节子宫内膜或月经,都可以实现这个目标。阻断高雄激素血症的稳定状态和控制多毛能够同时完成,但是需要妊娠的患者除外。

(一)减轻体重

对于肥胖的患者,首先建议减轻体重,因为减重可以促进健康,降低胰岛素、SHBG 和雄激素水平,而且其单独使用或与诱导排卵药物联合应用都可以恢复排卵。对于 75％的患者,只要减轻 5％～7％的体重 6 个月以上,就可以降低具有生物活性的或计算的游离睾酮水平,并且可以恢复排卵和受孕。锻炼大肌肉群可降低胰岛素抵抗,可能是非药物、改变生活方式治疗的重要部分。

(二)口服避孕药

复方口服避孕药可抑制肾上腺和卵巢合成雄激素,并且在近 2/3 的多毛患者中可抑制毛发生长。口服避孕药治疗具有以下优点。

(1)孕激素成分抑制 LH,使卵巢产生的雄激素减少。

(2)雌激素使肝脏合成 SHBC 增多,从而降低游离睾酮浓度。

(3)降低循环雄激素水平,包括循环脱氢表雄酮。在某种程度上,循环雄激素水平不受 LH 和 SHBG 的影响。

(4)雌激素通过抑制 5α-还原酶活性,抑制睾酮在皮肤向二氢睾酮转化。

采用口服避孕药的方法治疗多毛时,必须使游离睾酮水平的降低和孕激素的内在雄激素活性之间保持平衡。口服避孕药中存在的 3 种孕激素化合物(炔诺孕酮、炔诺酮和醋酸炔诺酮)都具有雄激素活性,可能是由于它们与 19-去甲基睾酮类固醇具有相似的结构。包含所谓新孕激素(地索高孕酮、孕二烯酮、诺孕酯和屈螺酮)的口服避孕药,其雄激素活性已降到最低限。

单独使用口服避孕药治疗多毛的 PCOS 患者可能相对无效(成功率低于 10％)。口服避孕药也可能加重其胰岛素抵抗。因此,使用口服避孕药治疗多毛的有效方案常常包括联合应用抗雄激素的药物。

(三)醋酸甲羟孕酮

口服或肌内注射醋酸甲羟孕酮都可成功地治疗多毛。通过减少 GnRH 的生成和促性腺激素的释放直接影响下丘脑-垂体轴,进而抑制卵巢合成睾酮和雌激素。尽管 SHBG 减少,但是也明显降低总睾酮和游离睾酮。推荐剂量是:20～40 mg/d,分次服用;或每 6 周到 3 个月单次肌内注射 150 mg。95％患者的毛发生长受到抑制。副作用包括闭经、骨密度降低、抑郁、体液潴留、头痛、肝功能异常和体重增加。

(四)促性腺激素激动剂

用 GnRH 激动剂可以鉴别雄激素是肾上腺源性还是卵巢源性。已经证实,GnRH 激动剂可将 PCOS 患者的卵巢类固醇抑制到切除卵巢后的水平。每 28 天肌内注射一次醋酸亮丙瑞林,能够抑制特发性多毛和 PCOS 继发性多毛,并且能缩小毛发的直径。选择性显著抑制卵巢

源性雄激素。GnRH 激动剂治疗联合口服避孕药或雌激素替代治疗(反向添加治疗)可以预防骨质丢失和绝经的其他副作用,如潮热、生殖器萎缩等,并且仍保持抑制多毛的作用。联合雌激素治疗并不增强 GnRH 激动剂抑制多毛的疗效。

(五)糖皮质激素

PCOS 患者的高雄激素血症是肾上腺源性或肾上腺和卵巢混合来源的,可以接受地塞米松治疗。其初始剂量可仅用 0.25 mg,每晚或隔日晚 1 次,便可以将硫酸脱氢表雄酮抑制到 400 μg/dL。因为地塞米松的糖皮质激素效应是可的松的 40 倍,所以避免地塞米松日剂量超过每晚 0.5 mg,以防止抑制肾上腺功能和出现类似库欣综合征的严重副反应。为了避免过度抑制垂体-肾上腺轴,应当间断监测晨血清可的松水平(维持 >21 μg/dL)。已经有报道表明,地塞米松可降低毛发生长率,明显改善与肾上腺源性高雄激素血症相关的痤疮。

(六)酮康唑

酮康唑是美国食品和药物管理局批准的一种抗真菌药物,它可以抑制关键的类固醇合成细胞色素。低剂量的酮康唑(200 mg/d)就可以显著地降低雄烯二酮、睾酮和计算的游离睾酮。

(七)螺内酯

螺内酯是一种特异的醛固酮拮抗剂,能够竞争性地结合肾远曲小管的醛固酮受体。它是有效的保钾利尿剂,最初用于治疗高血压。其治疗多毛的有效性是基于以下的机制。

(1)在细胞内受体水平竞争性抑制 DHT。

(2)通过减少 CYP 酶抑制睾酮的合成。

(3)增加雄激素代谢(由于增加了外周的雄激素向雌激素转化)。

(4)抑制皮肤 5α-还原酶活性。

(八)醋酸环丙孕酮

醋酸环丙孕酮是一种合成孕激素,系 17-羟孕酮衍生物,具有强大的抗雄激素特性。醋酸环丙孕酮的主要作用机制是在雄激素受体水平竞争抑制睾酮和二氢睾酮。它也可以诱导转氨酶,进而增加血浆雄激素代谢清除率。欧洲将炔雌醇与醋酸环丙孕酮配伍,显著降低了血浆睾酮和雄烯二酮水平,抑制促性腺激素,并升高 SHBG 水平。醋酸环丙孕酮也显示出轻度的糖皮质激素活性,可降低硫酸脱氢表雄酮水平。采用逆转序贯疗法(第 5~15 天,服用醋酸环丙孕酮 100 mg/d,第 5~26 天服用炔雌醇 30~50 mg/d)进行周期性治疗后,月经规律,避孕效果良好,甚至可以有效地治疗严重多毛和痤疮。

醋酸环丙孕酮的副作用包括疲乏、体重增加、性欲降低、不规则出血、恶心和头痛。加用炔雌醇可以减少这些症状的发生。

(九)氟他胺

氟他胺是一种纯非类固醇抗雄激素药物,被批准用于治疗晚期前列腺癌。其作用机制是抑制雄激素与靶组织的核内受体结合。尽管它与雄激素受体的亲和力弱于螺内酯或醋酸环丙孕酮,但是增大剂量可以弥补减弱的效能。氟他胺也是一种弱睾酮生物合成抑制剂。

在一项为期 3 个月的氟他胺单药治疗研究中,大部分患者的多毛症状明显改善,而雄激素水平没有变化。对口服避孕药无反应的患者,采用氟他胺和口服避孕药联合治疗,在随访的 8 个月中,发现多毛症状得以明显改善,同时雄烯二酮、二氢睾酮、LH、FSH 水平显著降低。氟他胺联合口服避孕药治疗的副作用包括皮肤干燥、潮热、食欲增加、头痛、疲乏、恶心、眩晕、性欲降低、肝脏毒性和乳房触痛。

非肥胖的高胰岛素血症、高雄激素血症青少年 PCOS 患者采用二甲双胍(850 mg/d)、氟他胺(62.5 mg/d)和含屈螺酮的低剂量口服避孕药治疗,对于减少全身和腹部过剩的脂肪较含孕二烯炔酮的口服避孕药更为有效。乙炔屈螺酮、一甲双胍和氟他胺联合治疗可有效地减少年轻的高胰岛素血症 PCOS 患者的全身和腹部过多的脂肪,以及缓解脂肪细胞因子紊乱。抗雄激素药物氟他胺似乎起到了至关重要的作用。

许多服用氟他胺的患者(50%～70%)主诉皮肤干燥及尿液变为蓝绿色。氟他胺有升高转氨酶的危险,因此不能作为治疗多毛的常规用药。妊娠的患者也不能服用这种药物。

(十)西咪替丁

西咪替丁是组织胺 H_2 受体拮抗剂,能够占据雄激素受体,抑制二氢睾酮与毛囊雄激素受体结合,具有弱抗雄激素效应。据报道,西咪替丁可以抑制女性多毛患者的毛发生长,但是后来两项研究证实其并无此作用。

(十一)非那司提

非那司提是一种特异的 2 型 5α-还原酶抑制剂。在美国,已经批准非那司提 5 mg 治疗良性前列腺增生,1 mg 治疗男性样秃顶。在一项比较非那司提(5 mg/d)和螺内酯(100 mg/d)的研究中,虽然两种药物对雄激素水平的作用不尽相同,但同样都明显改善了多毛症状。多毛症状的改善多发生在用非那司提 7.5 mg/d 治疗 6 个月后。在睾酮水平升高的情况下,多毛症的症状仍得以改善,这证实了二氢睾酮与雄激素受体结合是多毛的原因,而非睾酮。非那司提不抑制排卵,也不导致月经不规律。口服避孕药使 SHBG 升高,进一步降低睾酮水平;与非那司提单药治疗比较,其与口服避孕药联合可以更加有效地抑制多毛症状。螺内酯和非那司提在理论上可使男性胎儿女性化,因此用这两种药物时应采用避孕措施。

(十二)卵巢楔形切除术

双侧卵巢楔形切除术仅仅可暂时降低雄烯二酮水平,并持续地轻度降低血浆睾酮水平。多毛和 PCOS 患者在接受卵巢楔形切除术后,毛发生长约减少 16%。尽管 Stein 首先引证了卵巢楔形切除术后,妊娠率达到 85%,并且能维持排卵月经,但是,随后的报道表明这种治疗妊娠率低,并且会增加卵巢周围粘连的发生率。

(十三)腹腔镜电灼术

作为卵巢楔形切除术的替代术式,腹腔镜电灼术常被用于治疗对氯米芬耐药的严重 PCOS 患者。在最近一系列报道中,在腹腔镜下,用绝缘电灼针进行卵巢打孔,以 100 W 切割电流进入卵巢,40 W 电凝电流处理每个卵泡 2 秒钟(在卵巢用 8 mm 针)。在每侧卵巢针刺 10～15 个孔。这种治疗可使 73% 的患者恢复自发排卵,72% 在两年内受孕。15 例腹腔镜手术后随访的患者中,11 例没有发生粘连。仅电灼卵巢 4 个点可减少粘连形成,也获得相似的妊娠率,流产率为 14%。多数的报道显示,治疗后雄激素和 LH 浓度降低,FSH 浓度升高。已经证实单侧透热疗法能够刺激双卵巢的活性。应该告知患者粘连的风险。

(十四)去除毛发的物理方法

脱毛剂仅能暂时去除毛发。它通过水解二硫键,使毛发被破坏和脱落。虽然脱毛剂有明显疗效,但多数患者不能耐受这些刺激性的化学制剂。局部使用皮质醇乳剂可以预防接触性皮炎。毛囊中的鸟氨酸脱羧酶对于调节毛发的生长很重要。盐酸依氟鸟氨酸乳剂,也称二氟甲基鸟氨酸(DMFO),可以不可逆地阻断鸟氨酸脱羧酶(ODC),已经证实它对于治疗面部多余的毛发同样有效。

剃除毛发是有效的,与常识相反,这种方法并不改变毛发的质地、数量和结构。但是,不均匀地反复拔除毛发可能引起感染和毛囊损伤,致使它们很难耐受电蚀术。上腊术是一种拔除皮下毛发的方法。与剃除毛发或脱毛乳剂比较,上腊术的疗效更为持久。

使用过氧化氢(通常浓度为6%),有时合用氨,可漂白毛发色素。虽然毛发在氧化期间颜色变浅、变软,但这种方法常常引起毛发变色或皮肤过敏,而且不是总有效。

电蚀和激光除毛是唯一推荐使用的永久除毛方法。训练有素的技师在放大镜下逐个破坏每个毛囊。当针刺入毛囊时,采用直流电流、电烙或二者联用(混合法)去除毛发。拔针后,用镊子拔出毛发,复发率波动在15%~50%。电蚀术的副反应包括疼痛、疤痕和色素沉着。

(十五)胰岛素增敏剂

高胰岛素血症可能在PCOS相关的无排卵中起作用,单独使用胰岛素增敏剂或者联合其他治疗方法治疗,可以使内分泌平衡向利于排卵和妊娠转变。

二甲双胍(格华止)是一种口服抗高糖血症的双胍类药物,广泛用于治疗非胰岛素依赖型糖尿病。评价二甲双胍孕期用药安全性(B类)的初步研究提示其无致畸作用,并且可以降低流产率,但存在增加先兆子痫和围产期死亡率的潜在风险。二甲双胍主要通过抑制肝糖原合成和增加外周组织摄取葡萄糖来降低血糖水平。此药在受体后水平增强胰岛素敏感性,并且刺激胰岛素介导的糖利用率。二甲双胍治疗切实缓解了PCOS的高雄激素血症,进而导致胰岛素水平降低,改善生殖功能。二甲双胍(500 mg,3次/天)单独使用或者和氯米芬联合使用都能增加肥胖PCOS患者排卵率,且这些患者的排卵率可达到90%。在Cochrane的荟萃分析中,二甲双胍单独治疗组的排卵率是安慰剂组的3.9倍,而二甲双胍与氯米芬联合治疗和单用氯米芬比较,前者的排卵率和妊娠率是后者的4.4倍。

二甲双胍最常见的副作用是胃肠反应,包括:恶心、呕吐、腹泻、腹胀和胃肠积气。这种药物曾经引起肾功能不全的男性糖尿病患者发生致死性乳酸酸中毒,因此建议检查基础肾功能。血清肌酐水平升高的女性患者不应服用此药。

代谢障碍综合征和PCOS有关,提示二甲双胍适合作为诱导排卵的一线药物。无论是用二甲双胍作基础的排卵药物或是将其与氯米芬联用,都应鼓励患者减轻体重。

目前认识到肥胖和胰岛素抵抗/高胰岛素血症在PCOS中所起的作用,建议主要措施应该是减轻体重(体重的5%~10%)。已经证实赛尼克有助于体重指数(BMI)升高的患者开始并保持体重下降。单独减轻体重将对部分PCOS患者有效,并伴有自发排卵。对单独减重治疗无效或者不能减轻体重的患者,可采用序贯治疗,先用氯米芬治疗,随后采用胰岛素增敏剂单药治疗,接着两种药物联合治疗,可促进排卵,不必注射促性腺激素治疗。

高流产率是PCOS患者的常见问题。胰岛素增敏剂能降低PCOS患者流产率,因此,促性腺激素与胰岛素增敏剂联合治疗可能有益于促排卵或体外受精。

早期流产妇女的循环免疫抑制性糖蛋白(glycodelin)和IGF结合蛋白水平低,前者具有保护胚胎发育的免疫调节作用。二甲双胍可升高这两种因子的水平,这可能就是早先发现它可以降低 PCOS 妇女高自然流产率的原因。

四、库欣综合征

肾上腺皮质可以合成三种类固醇激素:糖皮质激素、盐皮质激素和性激素(雄激素和雌激素前体)。肾上腺功能亢进可能引起任何一种激素或三种激素活性增强,产生不同的临床症状。糖皮质激素活性增强使机体处于负氮平衡和分解代谢状态,导致肌无力、骨质疏松、皮肤萎缩伴有皱褶、久治不愈的溃疡和瘀斑;机体免疫抵抗力下降,进而增加细菌和真菌感染风险;糖异生和胰岛素抵抗作用增强导致葡萄糖不耐受。

大多数库欣综合征患者体重增加,但少数患者体重下降。典型的肥胖是向心性的,脂肪特征性地重新分布在颈部附近的锁骨上方、躯干、腹部和面颊。皮质醇过量可引起失眠、情绪不稳定、抑郁,甚至精神错乱。性激素分泌过多可导致女性出现高雄激素血症(多毛、痤疮、月经稀发或闭经、顶部头发稀少)。男性化很少见,出现男性化常常提示肾上腺源性的疾病,最常见的是肾上腺恶性肿瘤。盐皮质激素分泌过多的患者可表现为动脉高血压和低钾性碱中毒。体液潴留可引起足部水肿。

皮质醇增多症的特征性临床实验室表现主要体现在全血细胞计数上,即中性粒细胞增加,淋巴细胞和嗜酸粒细胞减少。这可能存在尿钙排泄增加。

(一)病因

已知库欣综合征的六种非医源性因素可分为 ACTH 依赖型和非 ACTH 依赖型。ACTH 依赖型中,ACTH 可能来自垂体腺瘤或异位分泌。ACTH 依赖型库欣综合征的特点是血清 ACTH 浓度正常或升高,伴有皮质醇升高。双侧肾上腺增生。分泌 ACTH 的垂体腺瘤或库欣病是库欣综合征最常见的原因。这些垂体腺瘤通常是微腺瘤(直径<10 mm),其直径可能仅有 1 mm。它们的分泌活动可能不同程度地耐受皮质醇的负反馈。与正常的腺体相似,这些肿瘤脉冲式分泌 ACTH,而与正常腺体不同的是,其分泌失去了昼夜节律性。异位 ACTH 综合征最常见原因是恶性肿瘤。其中一半是小细胞肺癌。其他肿瘤包括支气管和胸腺癌、胰腺的类癌和甲状腺髓样癌。

分泌促肾上腺皮质激素释放激素(CRH)的异位肿瘤极少见,包括肿瘤,如支气管类癌、甲状腺髓样癌和转移性前列腺癌。对患者的动态监测提示 ACTH 依赖型垂体疾病,但病情进展快且血清 ACTH 非常高,应当怀疑是否存在分泌 CRH 的异位肿瘤。

非 ACTH 依赖型库欣综合征最常见的原因是外源性或医源性(即接受超生理剂量的皮质醇治疗)或人为因素(自身诱导)。药理剂量的皮质醇用于治疗多种合并感染的疾病。长期用药将导致库欣综合征。

(二)非 ACTH 依赖型库欣综合征的治疗

排除医源性和人为因素,非 ACTH 依赖型库欣综合征都是肾上腺源性的。肿瘤合成类固醇激素的能力相对较差,因此出现库欣综合征症状时,肾上腺癌通常已经很大。一般而言,肿瘤直径超过 6 cm,容易被计算机断层扫描(CT)或磁共振成像(MRI)探查到。

放射影像显示肾上腺肿瘤大而不规则,通常提示癌。对于这些病例来说,剖腹探查行患侧肾上腺切除术是较适宜的选择。事实上大多数恶性肿瘤不可能完全切净。然而,术后化疗或放疗可能对部分患者有效。多数肾上腺恶性肿瘤患者在术后1年内死亡。

肾上腺腺瘤较癌小,平均直径为3 cm。这些肿瘤通常是多为单侧,很少伴有其他类固醇引起的症状。微结节肾上腺病发生于儿童、青少年和青年人。肾上腺包含许多小结节(>3 mm),这些结节常有色素沉着,分泌大量皮质醇,抑制垂体分泌ACTH。这种疾病可能是散发的或家族性的。

治疗时应选择手术切除肿瘤,如果MRI或CT显示为单侧、边界清楚的腺瘤,经侧腹途径手术可能最便捷。手术切除腺瘤的治愈率达100%。肿瘤自身分泌皮质醇,抑制了正常下丘脑-垂体-肾上腺轴,因此,术后应该给予皮质醇替代治疗。药物剂量递减,治疗数月,治疗期间应该监测肾上腺功能恢复情况。

(三)库欣病的治疗

治疗库欣病应选择经蝶鞍切除术。接受手术的微腺瘤患者治愈率达到80%,而大腺瘤患者的治愈率不足50%。术后一过性尿崩症及破坏垂体前叶分泌生长激素、促性腺素和促甲状腺激素的情况很普遍。

1.放疗

给予高剂量垂体外照射(4 200~4 500 cGy),每日不超过200 cGy。虽然仅有15%~25%的成人的症状得到全面改善,但是约80%的儿童对治疗有反应。

2.药物治疗

垂体放疗期间或放疗后,米托坦用于诱导药物性肾上腺切除。药物可用于病情严重患者的术前准备,或患者等待放疗全效出现之前,维持正常皮质醇水平。有时药物治疗也用于治疗后部分缓解的患者。肾上腺酶抑制剂包括氨鲁米特、甲吡丙酮、曲洛司坦和依托咪酯。

氨鲁米特和甲吡丙酮联用可以完全阻断肾上腺酶,因此需要替代治疗。酮康唑也可在侧链裂解和11β-羟化水平抑制肾上腺的类固醇合成。用于抑制肾上腺的酮康唑剂量是600 mg到800 mg,持续3个月到1年。酮康唑可以长期、有效地控制垂体源性或肾上腺源性的皮质醇增多症。

纳尔逊综合征(Nelson.syndrome)是库欣综合征患者在拉受双侧肾上腺切除术后,发生分泌ACTH的细胞腺瘤。大腺瘤可引起纳尔逊综合征,使患者出现蝶鞍压迫症状,如头痛、视野缺损、眼肌麻痹。极高的ACTH水平可以引起严重色素沉着(黑素细胞刺激素活性)。可以选择手术切除或放疗。侵袭生长的腺瘤组织常常难以完全切除。在双侧肾上腺切除的患者中,10%~50%并发此症。如今,双侧肾上腺切除不常用作首选治疗,因此纳尔逊综合征较少见。

五、先天性肾上腺增生症

先天性肾上腺增生症是一种常染色体隐性遗传病。合成皮质醇必需的几种肾上腺皮质酶可能受到影响。全功能酶合成缺陷可以导致下列情况:①皮质醇合成相对减少。②ACTH代偿性增加。③肾上腺皮质的网状带增生。④受影响的酶前体物质在血中积聚。

(一)21-羟化酶缺乏

肾上腺合成酶缺陷引起的肾上腺增生症(CAH)病例中,21-羟化酶缺乏占90%以上。

21-羟化酶缺乏会导致一系列肾上腺增生疾病,耗盐型、无耗盐型及轻型,后者表现为青春期发生高雄激素血症(AOAH)。耗盐型肾上腺增生症最为严重,75％的患者在出生后 2 周内出现症状,导致威胁生命的低血容量耗盐危象,伴有低钠血症、高钾血症和酸中毒。多种酶缺乏使肾上腺不能有效合成醛固酮,从而引起耗盐型肾上腺增生。出生时,患病女婴存在明显性别男性化,因此有或无耗盐型及新生儿肾上腺危象常常在新生女婴中较新生男婴更易诊断。

1.不典型的成年期先天性肾上腺增生症

不典型 21-羟化酶缺乏存在 21-羟化过程部分缺陷,导致迟发、轻型肾上腺增生症。发病情况取决于 21-羟化酶的等位基因突变所致的功能缺陷程度。21-羟化酶突变基因杂合子携带者可表现为 17-OHP 正常或轻度升高,但是循环雄激素正常。一些女性虽有轻度基因缺陷,循环 17-OHP 浓度轻度升高,但是没有任何临床症状或体征。

成人期肾上腺增生症的高雄激素症状轻,典型症状出现在青春期或青春期后。以下是三种表现形式。

(1)排卵异常及符合 PCOS 的特征(39％)。

(2)仅有多毛症状,没有月经稀发(39％)。

(3)循环雄激素水平升高,但是缺乏症状(隐性)(22％)。

多毛患者是否需要筛查成年期肾上腺增生症,取决于患者来自哪个人群。这种疾病的各种表型发生的频率因种族而异,普通人群的发病率约为 0.1％,西班牙裔和南斯拉夫裔人群的发病率为 1％～2％,而在德系犹太人中为 3％～4％。

2.21-羟化酶缺乏的遗传学

(1)21-羟化酶基因定位于第 6 号染色体短臂 HLA 区中间。

(2)21-羟化酶基因现称为 CYP21。其同源基因是假基因 CYP21P。

(3)CYP21P 是假基因,不能转录,因此无功能。CYP21 是具有活性的基因。

(4)CYP21 基因和 CYP21P 假基因与 C4A 和 C4B 基因交替出现,C4A 和 C4B 编码血清补体(C4)。

(5)21-羟化酶基因和 HLA 等位基因紧密连接,使通过检测 HLA 类型来研究 21-羟化酶在家族中的遗传模式(例如:在德系犹太裔、西班牙裔和意大利裔中发现 HLA-B14 的联系)。

3.产前诊断和治疗

普通人群中,21-羟化酶基因突变率很高,先天性和成人期肾上腺皮质增生症的女性患者的胎儿受影响的风险十分明显。因此,高雄激素患者在生育前需筛查此病。对于具有肾上腺增生症的高危风险的家族和其中一人患有先天性或成年期肾上腺增生症夫妻,提倡女性在早孕期取绒毛样本一进行产前检查。目前,利用聚合酶链式反应技术(PCR)特异性扩增胎儿 CYP21 基因。如果证实胎儿受影响,采用地塞米松,以侵入性或保守的方式治疗可能分娩 CAH 胎儿的所有孕妇。一旦确诊妊娠,立即服用地塞米松 20 mg/kg,分 3 次服用,用药不能晚于孕 9 周。在进行绒毛活检或中孕期羊膜腔穿刺腔前开始用药。地塞米松通过胎盘抑制胎儿分泌 ACTH。如果证实胎儿是未受影响的女胎或是男胎,都可以停止治疗。如果受影响的胎儿是女性,应继续地塞米松治疗。若在孕 9 周前使用地塞米松进行了治疗,继续用药到足月,可有效地减少遗传因素引起的女胎生殖道畸形。然而,在接受治疗的女婴中,至少 2/3 仍需要行生殖道矫形术。尽管产前治疗减少了女胎男性化，但对母婴的安全性和有效性还未证实，而且 7/8 的孕妇无需治疗，这便产生了伦理难题。

（二）11β-羟化酶缺乏

一小部分 CAH 患者会出现高血压而不是盐皮质激素缺乏症状，采取糖皮质激素替代治疗有效。这些患者中，大部分人缺乏 11β-羟化酶。在大多数种族中，11β-羟化酶缺乏占 CAH 病例的 5%～8%，或新生儿的 1/100 000。11β-羟化酶缺乏在摩洛哥犹太人移民中发生率较高，为新生儿的 1/5 000～1/7 000。

11β-羟化酶的两种同工酶——CYP11-B1 和 CYP11-B2，分别参与合成皮质醇和醛固酮。它们由位于的第 8 号染色体长臂中间的两个基因编码。

不能合成功能健全的 11β-羟化酶，将导致皮质醇合成减少，ACTH 分泌代偿性增多，雄烯二酮、11-脱氧皮质醇、11-去氧皮质酮和硫酸脱氢表雄酮增多。在 ACTHI-24 刺激 60 min 后，如果 11-脱氧皮质醇水平超过 25 ng/mL，可以诊断 11β-羟化酶迟发型肾上腺增生。

11β-羟化酶缺乏的患者可以有典型的表现，也可仅有轻微缺陷的症状。早年有轻中度高血压的患者中，约 2/3 表现出严重的典型症状。约 1/3 的患者有左心室肥厚，有或无肾脏病变，偶有报道因脑血管意外死亡的病例。重型病例中，雄激素过量的体征较常见，与 21-羟化酶缺乏的表现相似。

轻型、不典型病例中，儿童表现为男性化或青春期前性早熟，但是无高血压表现。成年女性因多毛、痤疮和闭经就诊。

（三）3β-羟类固醇脱氢酶缺乏

3β-羟类固醇脱氢酶缺乏在多毛患者中发病率各异。此酶存在于肾上腺和卵巢（不同于 21-羟化酶和 11-羟化酶），催化 Δ-5 类固醇向相应的 Δ-4 产物转化。这是合成糖皮质激素、盐皮质激素以及睾酮和雌二醇必需的步骤。重型病例的皮质醇和盐皮质激素均缺乏。而在轻型病例中，升高的 ACTH 水平超过了盐皮质激素的缺乏。诊断取决于 Δ-5 和 Δ-4 类固醇的关系。若睾酮或雄烯二酮正常或轻度升高，脱氢表雄酮和硫酸脱氢表雄酮显著升高，可能需要外源性 ACTH 兴奋实验来筛查是否有 3β-羟类固醇脱氢酶缺乏。

（四）成年期发病的先天性肾上腺增生症的治疗

在成年期先天性肾上腺增生症（AOAH）中，已经证实相同剂量的地塞米松与醋酸可的松或氢化可的松相比，能更好地抑制下丘脑-垂体轴。与其他皮质醇比较，不易引起体液潴留。每晚服用 0.25～0.5 mg 最为有效。一些患者白天服用相同剂量也同样有效。建议定期评估血清皮质醇水平，如果晨血清皮质醇水平持续大于 2 μg/dL，不可能出现过度抑制，即损伤下丘脑-垂体-肾上腺轴，导致对急性应激无反应。部分 AOAH 患者无疑在未确诊时，当作卵巢的雄激素增多或 PCOS 接受了治疗。用孕激素调节子宫内膜，氯米芬或促性腺激素诱导排卵，或孕激素和雄激素拮抗剂控制多毛。即使证实了 AOAH 是造成患者症状的原因，但这些治疗仍适合作为糖皮质激素的替代治疗。

六、分泌雄激素的卵巢和肾上腺肿瘤

对于严重多毛、男性化和新发且快速进展的雄激素过多症状的患者，需要仔细检查是否存在分泌雄激素的肿瘤。男性化肿瘤除了引起青春期前的女性出现多毛、痤疮和男性化外,还可导致性早熟。凡存在快速进展的或严重高雄激素血症的患者都应测定睾酮和硫酸脱氢表雄酮水平。总睾酮水平明显升高(为正常上限的 2.5 倍,或 >200 ng/dL)是分泌雄激素的卵巢肿瘤的典型表现,而硫酸脱氢表雄酮水平超过 800 μg/dL 是肾上腺肿瘤的典型表现。如果血清硫酸脱氢表雄酮和尿 17-酮固醇排泄在正常范围,以及应用地塞米松后皮质醇浓度低于 3.3 μg/dL,则可以排除肾上腺肿瘤。其他动力学检查,尤其是睾酮抑制和刺激实验,都不足为信。

评估有无卵巢肿瘤,首先应当进行阴道和腹部超声检查。双向多普勒超声检查可以提高肿瘤诊断和定位的准确性。

计算机断层摄像(CT)扫描能够发现肾上腺上大于 10 mm 的肿瘤,但不能鉴别不同类型的实性肿瘤或良性赘生性结节。在卵巢,CT 扫描不能鉴别分泌激素的肿瘤与功能性肿瘤。

磁共振探查卵巢肿瘤的效果优于 CT 扫描或者与之相当。但是当超声检查怀疑可能存在肿瘤时,磁共振与高质量的超声相比,既不敏感,也不能对临床诊断提供更有益的帮助。在肾上腺和甲状腺受抑制前,注射 NP-59[(131-碘)6-β-碘甲基-19 去胆固醇]后,行腹部和盆腔核素成像,可能有助于肿瘤定位。在极个别的病例中,核素成像不能清晰显示分泌过量雄激素的肿瘤的来源,可采用静脉插管检测位置特异性的雄激素水平,以确定过量雄激素的隐匿来源。如果四条血管都是经股静脉插管,选择性静脉导管可以直接确定肿瘤位置。取血标本进行激素分析,若其睾酮水平与下腔静脉之比为 5∶1,则为阳性。此项检查特异性达到 80%,但是应该权衡利弊,因为存在明显并发症,如肾上腺出血和梗死、静脉血栓、血肿和放射性损伤等的发生率为 5%。

七、分泌雄激素的卵巢肿瘤

卵巢肿瘤是最常见的分泌雄激素的肿瘤。颗粒细胞瘤占所有卵巢肿瘤的 1%~2%,多发生于成年女性(绝经后较绝经前妇女常见)。肿瘤常分泌雌激素,是儿童中最常见的功能性肿瘤,可导致青春期前同性性早熟。治疗时应该选择经腹子宫切除术及双侧输卵管卵巢切除术。如果有生育要求,对侧卵巢或盆腔淋巴结未受累,可以行单侧输卵管卵巢切除术。这些肿瘤的恶性程度各异,10 年生存率为 60%~90%,这取决于肿瘤的期别、大小和组织的不典型性。

卵泡膜细胞瘤很少见,常发生于较年长的患者。在一项研究中,即使存在类固醇类细胞(黄素化的泡膜细胞瘤),也仅有 11% 的患者出现男性化。这种肿瘤很少为恶性,极少在双侧发生。单纯行卵巢切除术足以治疗此病。

硬化性间质瘤是良性肿瘤,常发病于 30 岁以下的患者。据报道,少数病例有雌激素的和雄激素的表现。

支持-间质细胞瘤,以前称为睾丸母细胞瘤或卵巢男胚瘤,占卵巢实性肿瘤的 11%。肿瘤包含不同比例的支持细胞、间质细胞和成纤维细胞。支持-间质细胞肿瘤是生育年龄妇女最常见的男性化肿瘤,但仅有 1/3 的患者发生男性化,1.5% 的患者肿瘤为双侧,80% 的病例诊断时为Ⅰa 期。要求生育的Ⅰa 期患者,适于行单侧输卵管卵巢切除术。对于晚期的绝经后妇女,建议行经腹子宫切除术、双侧输卵管卵巢切除术。

纯支持细胞瘤常为单侧。对于Ⅰ期的绝经前患者,选择行单侧输卵管卵巢切除术。恶性肿瘤的患者会在短期内死亡。

两性母细胞瘤是良性肿瘤,具有分化良好的卵巢和睾丸组织成分。行单侧卵巢切除或输卵管卵巢切除术治疗即可。

环管状性索肿瘤(SCTATs)常与 Peutz-Jehers 综合征(胃肠息肉病和皮肤黏膜黑色素斑)有关。肿瘤的形态学特征介于颗粒细胞与支持细胞瘤之间。但是,伴随 Peutz-Jehers 综合征的SCTATs 多为双侧,且为良性;而不伴有 Peutz-Jehers 综合征者几乎都是单侧,且 1/5 病例的肿瘤为恶性。

（一）类固醇细胞瘤

类固醇细胞瘤完全由分泌类固醇的细胞组成,其又分为间质黄素瘤、间质细胞瘤(门细胞瘤和非门细胞瘤)和非特异性类固醇细胞瘤。3/4 间质细胞瘤、1/2 非特异性类固醇细胞瘤,以及12%间质黄素瘤患者出现男性化或多毛表现。

（二）无功能的卵巢肿瘤

有时不直接分泌雄激素的卵巢肿瘤与相邻的卵巢间质分泌过多的雄激素有关。这些肿瘤包括:浆液性和黏液性囊腺瘤、Brenner 瘤、Krukenberg 瘤、良性囊性畸胎瘤和无性细胞瘤。性腺母细胞瘤来自携带 Y 染色体患者的发育不全的性腺,与雄激素和雌激素分泌有关。

八、间质增生和间质卵泡膜细胞增殖症

间质增生是卵巢间质细胞非肿瘤性增生。间质卵泡膜细胞增殖症是远离卵泡处存在黄素化的间质细胞。间质增生典型地发生在 60～80 岁的老年人中,可能与高雄激素血症、子宫内膜癌、肥胖、高血压和糖耐量异常有关。轻型卵泡膜增殖症也见于老年人。而处于生育期的患者,其卵泡膜增殖症常表现出严重的男性化、肥胖和高血压。90%的患者出现高胰岛素血症和糖耐量异常,二者可能在间质细胞黄素化和高雄激素血症的发病中起作用。在许多高雄激素血症、胰岛素抵抗和黑棘皮病(HAIR-AN 综合征)发现卵泡膜增殖症。

卵泡膜细胞增殖症患者的卵巢雄激素水平,包括睾酮、DHT 和雄烯二酮都升高,通常达到男性水平。与 PCOS 一样,卵泡膜细胞增殖症主要的雌激素是雌酮,其来源于外周组织芳香化作用。E_1/E_2 比例增加。与 PCOS 不同的是促性腺激素水平正常。

卵巢楔形切除术已成功地治疗了轻度卵泡膜细胞增殖症,使之恢复排卵,甚至妊娠。然而,在较严重和总睾酮水平过高的病例中,卵巢对卵巢楔形切除术的排卵反应仅仅是暂时的。一项用双侧卵巢切除术控制严重男性化的研究发现,有时高血压和糖耐量异常也得以控制。此外,GnRH 激动剂用于治疗严重的卵泡膜细胞增殖症时,可以明显地抑制卵巢合成雄激素。

九、妊娠期男性化

妊娠期黄体瘤常与母亲和胎儿男性化有关。它不是真正的肿瘤,而是一种可逆性增生,通常在产后消退。有研究报道,当存在妊娠黄体瘤时,母亲男性化发生率为 30%,新生女婴男性化发生率为 65%。

其他在妊娠期引起男性化的肿瘤(根据发生率大小降序排列)包括 Krukenberg 瘤、黏液性囊腺瘤、Brenner 瘤、浆液性囊腺瘤、内胚窦瘤和皮样囊肿。

十、男性化肾上腺肿瘤

肾上腺癌是最常见的男性化肾上腺肿瘤。这些恶性肿瘤患者出现男性化,总是由硫酸脱氢表雄酮升高所致,而且常常伴有高皮质醇血症。这些肿瘤通常很大,进行腹部检查时可以被发现。少数情况下,分泌睾酮的腺瘤位于肾上腺。因此,睾酮水平升高(肿瘤范围内),且伴有正常或仅中度升高的硫酸脱氢表雄酮时,不应将关注点由肾上腺转移到卵巢。事实上,在受人绒毛膜促性腺激素(hCG)或 LH 刺激后,腺瘤患者合成睾酮增加;在受 LH 抑制后,睾酮分泌减少。

第二节　催乳素分泌紊乱

在 1933 年首次证实了催乳素是垂体前叶的产物。从那时起,就发现它几乎存在于所有的脊椎动物中。虽然在 1971 年之前未明确证实催乳素是一种人类激素,但是从垂体大腺瘤患者闭经和泌乳综合征之间的联系,人们一直推测它存在于人类。通过从生长激素中分离出催乳素活性,以及后来通过放射免疫法测定,初步明确了人催乳素(hPRL)的特异性活性。尽管催乳素的主要功能是启动和维持泌乳,但许多研究证实催乳素对生殖系统及其以外的组织发挥着重要作用。

一、催乳素的分泌

人催乳素由 199 个氨基酸组成,分子量为 23 000 道尔顿。尽管人生长激素和胎盘催乳素都有明显的催乳活性,但是它们分别仅有 16% 和 13% 氨基酸序列和催乳素同源。催乳素基因(10 kb)包含 5 个外显子和 4 个内含子。最接近启动子的区域及启动子的上游区域分别控制该基因在垂体内、外的转录。

在基础状态下,分泌三种形式的催乳素:单体、二聚体和多聚体,分别称为小、大和大-大催乳素。通过还原二硫键,两种大分子的催乳素可以降解为单体。三种形式的催乳素的比例随着生理、病理和激素刺激而发生变化。催乳素分泌形式的异质性仍是研究的热点领域。总的来说,研究进一步指出小分子催乳素(分子量 23 000 道尔顿)在所有结合的催乳素产物中超过50%,对垂体外刺激或抑制最为敏感。临床上通过测定小分子催乳素来评价催乳素,除了极个别的情况,测定小分子催乳素足以评估引起垂体异常分泌催乳素的疾病。同促性腺激素和促甲状腺素一样,催乳素及其同类激素(生长激素和胎盘催乳素),发挥其大部分主要功能时不必糖基化。然而,也分泌糖基化形式的催乳素,糖基化并不影响小分子催乳素的生物活性和免疫活性。已知催乳素的生物活性超过 300 种,最广为人知的功能包括与生殖有关的功能(泌乳、黄素化功能和生殖行为)和自身平衡(免疫反应、渗透调节,血管生成)。除了这些活性,不能泌乳是发现的与催乳素分泌缺乏有关的唯一疾病。

在某种程度上,催乳素的生理异质性可解释其生物学异质性。尽管这种异质性使评价催乳素的多种功能变得复杂,但是这对于诊断和处理高催乳素状态无关紧要。

与垂体前叶分泌的其他受下丘脑释放因子控制的激素不同,催乳素的分泌主要受多巴胺抑制。大量的研究表明,由垂体漏斗部多巴胺能神经元分泌到垂体门脉系统的多巴胺是催乳素的主要抑制因子。已在催乳素细胞上发现多巴胺受体,多巴胺或多巴胺激动剂可以抑制催乳素的分泌。多巴胺拮抗剂甲氧氯普安可以破坏催乳素的脉冲式释放,并提高血清催乳素水平。肿物妨碍多巴胺从下丘脑向垂体转运,或者抗精神病药物和其他药物阻滞多巴胺受体,均使血清催乳素水平升高。超生理水平的促甲状腺素释放激素(TRH)(主要在甲状腺功能减退症时)引起催乳素释放,但是在催乳素的正常生理调节中,TRH 似乎不是重要的调节因素。γ-氨基丁酸(GABA)和其他神经激素及神经递质也是催乳素抑制因子。

催乳素受体是细胞因子Ⅰ受体超家族成员,由第 5 号染色体上的一个基因编码。3 个组织特异性启动子区域调节催乳素受体的转录:启动子Ⅰ调节性腺,启动子Ⅱ调节肝脏,启动子Ⅲ是一类启动子,包括调节乳腺的启动子。

二、高催乳素血症

生理紊乱、药物或明显的肾功能异常可以引起催乳素水平升高,急性应激或疼痛可导致一过性催乳素升高。药物可能是催乳素升高的主要原因,大部分使用抗精神病药物的患者或部分使用抗多巴胺药物的患者会出现催乳素中度升高的症状。药物或生理情况下引起的高催乳素血症一般不需要通过直接干预使之降至正常水平。

（一）评估

在正常月经周期中,血浆内有免疫活性的催乳素水平波动在 $5\sim27$ ng/mL。不应在刚睡醒或活动后采血。催乳素以脉冲式分泌,其脉冲频率在晚卵泡期波动的约 14 次/24 h 至晚黄体期的约 9 次/24 h 之间。催乳素分泌存在昼夜差别,上午 10 时左右最低,入睡 1 h 后开始上升,在上午 5∶00—7∶00 之间达到峰值。催乳素分泌的脉冲幅度可能从早卵泡期到晚卵泡期和黄体期持续增加。因为存在催乳素分泌的波动性和放射免疫法测定的局限性,所以若催乳素水平升高,应该重复检查。应该在上午 10 时左右采血,而不应该在应激、静脉穿刺、乳房刺激,或体格检查之后采血,这些情况都可以导致催乳素水平暂时升高。

如果发现催乳素水平升高,首先应该排除是甲状腺机能减退症和药物所致。对于不育妇女来说,催乳素和促甲状腺素测定是基本检查。低促性腺激素水平的不育男性也应该检查催乳素和促甲状腺素。此外,在诊断闭经、溢乳、闭经合并溢乳、多毛合并闭经、无排卵出血和青春期延迟时,都应该检测催乳素水平。

催乳素升高可能引起闭经或溢乳。约 15％的妇女发生不伴溢乳的闭经,这与高催乳素血症有关。催乳素主要通过下丘脑对 GnRH 脉冲释放产生抑制作用,催乳素水平升高将导致正常排卵活动停止。除了诱导低促性腺状态,催乳素升高可以通过许多活动间接损害排卵机制。其主要通过下列活动实现:引起颗粒细胞和 FSH 结合量减少;通过干扰 FSH 活性,抑制颗粒细胞合成 17β-雌二醇;以及导致黄素化不足,黄体分泌孕酮减少。

尽管单纯溢乳是高催乳素血症的表现,但是近 50％的溢乳患者的催乳素水平在正常范围。此类病例可能以前存在暂时的高催乳素血症或存在其他不明原因,因此乳腺对正常催乳素水平催乳刺激的敏感性足以引起溢乳。这种情况同哺乳期妇女的乳汁分泌类似,一旦开始分泌乳汁,尽管催乳素水平正常,也会继续泌乳,甚至增加泌乳。重复检查有助于诊断高催乳素血症。大约 1/3 溢乳的妇女月经正常。高催乳素血症患者反而常不发生溢乳(66%),这可能是雌激素或孕激素对乳腺的刺激不足所致。

所有青春期延迟的患者都应该检查催乳素和促甲状腺素。无论催乳素水平是否升高,伴有低水平促性腺激素的青春期延迟患者,都应考虑到垂体异常以及颅咽管瘤和腺瘤。若存在分泌催乳素的垂体腺瘤,应该考虑到Ⅰ型多发性内分泌肿瘤综合征(MEN-1)(胃泌素瘤、胰岛素瘤、甲状旁腺增生和垂体瘤)。应当特别关注有垂体腺瘤和多发腺瘤家族史的患者。约 20% 的MEN-1 患者中发现催乳素瘤。MEN-1 基因定位于染色体 11q13,可能是肿瘤形成的抑制基因。它的失活性突变将导致肿瘤形成。目前认为存在于 MEN-1 患者的分泌催乳素的垂体腺瘤比散发病例更具侵袭性。

一旦证实催乳素水平升高,并且排除药物和甲状腺功能减退症所致的情况,为了进一步评估病情,需要结合神经外科知识和影像学检查对这些干预作进一步评价。微腺瘤是垂体高催乳素血症最常见的原因,而影像学检查常常是正常的。应当告知患者,这些病因常常是良性的。大腺瘤或蝶鞍附近的病变较少见,需要更复杂的检查和治疗,包括手术、放疗或二者联合治疗。所有高催乳素血症患者都应该测定促甲状腺激素。

(二)影像学检查

存在较大的微腺瘤和大腺瘤的患者,催乳素水平通常超过 100 ng/mL。而催乳素水平低于 100 ng/mL 时,可能是由于患者存在较小的微腺瘤、产生"垂体柄切开"(stalk section)效应的大腺瘤及蝶鞍上的肿瘤,后者行蝶鞍"低聚焦筒像"("coned-ctown"vlew)时容易漏诊。因此,催乳素水平中度升高可能存在微腺瘤或大腺瘤,非催乳素垂体肿瘤,以及其他中枢神经系统异常。当存在其他难以解释和持续催乳素升高时,必须考虑进行垂体影像学检查。已经明确药物因素或生理性高催乳素血症时,不必进行影像学检查,除非伴有提示肿物的症状(头痛、视野缺损)。蝶鞍和垂体钆增强磁共振成像可最清晰地显示解剖结构。多次 CT 扫描累积的放射剂量可导致白内障,蝶鞍低聚焦筒像(coned-down view)或断层扫描非常不敏感,患者却同样暴露在射线中。对于要求生育的高催乳素血症患者,MRI 可用于鉴别垂体微腺瘤和大腺瘤,以及识别其他潜在的蝶鞍或蝶鞍上肿物。尽管垂体腺瘤合并妊娠罕见,但当发生时,多为大腺瘤。

在 90% 以上的未治疗妇女中,微腺瘤在 4～6 年间不会增大。因此,药物治疗可以预防微腺瘤生长的观点是错误的。此外,虽然催乳素水平和肿瘤大小有关,但在肿瘤体积没有任何改变时,催乳素水平既可能升高也可能降低。如果催乳素水平显著升高或出现中枢神经系统症状(如头痛、视觉改变),应该重复影像学检查。

(三)下丘脑疾病

多巴胺是第一个被证实的弓状核产物。释放多巴胺的神经元位于中间隆突的外带。当多巴胺释放入垂体门脉系统时,将抑制垂体前叶分泌催乳素。影响多巴胺分泌的病变可导致高催乳素血症。这些病变可以来自蝶鞍上区、腺垂体和漏斗柄,以及邻近的骨、大脑、颅神经、硬脑膜、软脑膜、鼻咽部和血管。下丘脑-垂体区域的许多病理和生理变化都可能影响多巴胺的分泌,从而导致高催乳素血症。

（四）垂体疾病

1.微腺瘤

通过尸检发现，有 25％美国人患有垂体微腺瘤，大约 40％的人催乳素染色呈阳性。而临床症状明显、需要治疗的垂体肿瘤患者仅 14/10 000 人。

在 1/3 以上的高催乳素血症女性中，发现影像学异常符合微腺瘤（直径<1 cm）。通过活化或功能突变，解除垂体干细胞的生长抑制，导致细胞循环失调，这是形成垂体微腺瘤和大腺瘤的关键因素。微腺瘤是单克隆起源。目前认为基因突变解除了干细胞的生长抑制，导致垂体前叶自主合成和分泌激素，以及细胞自动增殖。促成腺瘤的影响因素包括门脉系统的多巴胺浓度降低、肿瘤血管分离，或二者兼有。

微腺瘤和大腺瘤都是单克隆起源。垂体催乳素瘤或催乳素腺瘤聚集成组织结构疏松或致密的颗粒。疏松的催乳素腺瘤颗粒有小梁状、乳头状或实性。这些肿瘤的钙化可能表现为沙样瘤或垂体石。致密的催乳素腺瘤是强嗜酸性肿瘤，而且可能比疏松的催乳素腺瘤更具侵袭性。罕见的嗜酸干细胞腺瘤可能与高催乳素血症有关，具有生长激素过度分泌的一些临床或生化表现。

微腺瘤很少发展成大腺瘤。6 组大样本微腺瘤患者的研究证实，未治疗的微腺瘤发展为大腺瘤的风险仅为 7％。治疗包括期待疗法和药物，少数患者需要手术治疗。应当告诫所有患者将慢性头痛、视觉障碍（尤其是符合双颞侧偏盲的管状视野）和眼外肌麻痹等症状告知医师。正式的视野检查几乎无用，除非影像学提示视神经受压。

（1）期待治疗：对于无生育要求的患者，期待治疗可能适用于微腺瘤及月经规律、无腺瘤的高催乳素血症患者。高催乳素血症引起的雌激素缺乏是导致骨量减少的主要原因，而不是催乳素本身所致。因此，闭经或月经不规律的患者需要雌激素替代治疗或口服避孕药。药物引起的高催乳素血症也可以在监测骨质疏松风险的同时进行期待治疗。无垂体增大的症状时，可在12 个月后重复影像学检查，此后，如果催乳素水平仍保持稳定，无需经常行影像学检查来评估微腺瘤是否进一步生长。

（2）药物治疗：麦角生物碱是主要的治疗药物。1985 年，美国批准溴隐亭用于治疗垂体微腺瘤引起的高催乳素血症。作为多巴胺的强效拮抗剂，这类药物可降低催乳素水平。其降催乳素作用在数小时内起效，而病灶的体积可能在 1～2 周内缩小。溴隐亭能够抑制催乳素合成、DNA 合成、细胞增殖和缩小催乳素瘤体积。嗅隐停治疗可以使 80％～90％患者的催乳素水平降至正常，或恢复排卵月经。

麦角生物碱，如溴隐亭，经胆道系统排泄，因此患肝病时应慎用。溴隐亭的主要副作用包括恶心、头痛、低血压、眩晕、疲乏、嗜睡、呕吐、头痛、鼻充血和便秘等。当服用的溴隐亭的剂量以每周 1.25 mg/d（半片）逐渐增大，直到催乳素水平正常或达到 2.5 mg，每天 2 次，多数患者可以耐受。推荐方案如下：第一周每晚服半片（1.25 mg）；第二周每日早、晚各服 1.25 mg（半片）；第三周每日早上服半片（1.25 mg），每晚 1 片（2.5 mg）；第四周及以后每日早、晚各服 1 片（2.5 mg）。继续服用维持催乳素水平在正常范围的最低剂量（催乳素水平低于 100 ng/mL 的患者每日服用 1.25 mg 溴隐亭 2 次，足以使催乳素水平正常）。药物代谢动力学的研究表明，口服溴隐亭 3 h 后出现血药峰浓度，服药后 7 h 降至最低值。在服药后的 11～14 h，在血清中几乎检测不到溴隐亭,因此需要每日用药 2 次。催乳素水平可以在最后一次用药后尽快检测(6~24 h)。选择阴道放置溴隐亭片可以作为口服用药的替代用药途径,其耐受性好,并能有效地增加血药浓度。

精神反应是服用溴隐亭的一个罕见但值得注意的副作用,症状包括幻听、妄想和情绪变化,停药后可以很快恢复。许多研究者发现,术前接受溴隐亭治疗的患者与未治疗者相比,纤维化、钙化、催乳素免疫反应或手术是否成功在两组间没有差异。

卡麦角林是另一种麦角生物碱,半衰期很长,可以每周口服 2 次。卡麦角林被垂体肿瘤组织清除慢,与垂体多巴胺受体亲和力强,存在广泛的肠肝循环,因此其作用时间长。卡麦角林可能与溴隐亭一样,能有效地降低催乳素水平、缩小肿瘤体积,而事实上,其副作用较后者少。在极少的情况下,服用卡麦角林的患者会出现恶心和呕吐或头晕;和溴隐亭一样,卡麦角林可经阴道用药。尽管在妊娠期服用卡麦角林可能是安全的,但是关于溴隐亭妊娠期用药的资料更为丰富。因此,更倾向选择溴隐亭治疗妊娠患者。逐步增加药物剂量有助于避免发生恶心、呕吐和眩晕等副反应。每周服用 0.25 mg 卡麦角林 2 次,足以治疗催乳素水平低于 100 ng/mL 的患者。若要催乳素水平降至正常,可以每周在基础药物剂量上增加 0.25 mg/次,直到达到最大剂量 1 mg,每周 2 次。

如果溴隐亭或卡麦角林都不能使用,可以选用其他药物,如硫丙麦角林(培高利特)或甲麦角林(麦角苄酯)。接受溴隐亭治疗的微腺瘤患者,催乳素水平正常 6~12 个月后可以复查 MRI 扫描。不应把催乳素水平正常和月经恢复作为肿瘤对治疗有反应的绝对证据。若出现新症状,应进行 MRI 扫描。

用溴隐亭治疗 2~3 年后,催乳素水平维持正常的患者可以尝试停药。用卡麦角林治疗 3~4 年后,催乳素水平维持正常的患者已经可以成功地停止治疗。一般而言,无论是溴隐亭还是卡麦角林停药后,大腺瘤与微腺瘤或无腺瘤的高催乳素血症相比,复发率较高,停药后需要密切随访血清催乳素和 MRI。对大腺瘤患者,停药后应该保持警惕。因为肿瘤可能再次快速增大。

2.大腺瘤

大腺瘤是直径超过 1 cm 的垂体肿瘤。溴隐亭是最佳的首选药物和潜在的长期治疗选择,但是可能需要经蝶手术。可能需要评估是否缺乏垂体激素。大腺瘤增大的症状包括严重头痛、视野改变、尿崩症和失明很少见。

(1)药物治疗:溴隐亭治疗降低催乳素水平,缩小大腺瘤体积;在治疗 6 个月后,近半数患者的瘤体缩小 50%,而另 1/4 患者瘤体缩小 33%。溴隐亭停药后,60% 以上的患者肿瘤复发,因此通常需要长期治疗。

证实肿瘤大小稳定 6 个月后复查 MRI 扫描,若病情平稳,每年复查 1 次,持续数年。若出现新症状或症状没有改善,可尽早进行 MRI 扫描。每 6 个月检查 1 次血清催乳素水平。虽然催乳素水平正常,但肿瘤也可能增大。因此,应定期(6 个月)谨慎地反复评估症状,不应将催乳素水平正常或恢复月经作为肿瘤对治疗有反应的绝对证据。

(2)外科治疗:溴隐亭治疗无效或引起持续视野缺失的大腺瘤需要外科治疗。一些外科医师已经发现,大腺瘤患者术前短期服用溴隐亭(2 周),可以提高手术疗效。遗憾的是,尽管手术切除了肿瘤,但是术后高催乳素血症和肿瘤复发仍很普遍。手术并发症包括大脑颈动脉损伤、尿崩症、脑(脊)膜炎、鼻中隔穿孔、部分或全垂体机能减退、脑脊液鼻漏和第三颅神经麻痹。术后需要定期进行 MRI 扫描,尤其是高催乳素血症复发的患者。

（五）代谢障碍和高催乳素血症

有时,甲状腺功能减退症的患者存在高催乳素血症,因为促甲状腺细胞增生引起垂体明显增大。甲状腺素替代治疗可能抑制垂体增大,使催乳素水平降至正常。

慢性肾功能衰竭的妇女中,20%～75%患者伴有高催乳素血症。血液透析不能降低催乳素水平,但肾移植可使其恢复正常。高雄激素血症有时也有高催乳素血症。高催乳素血症可能使肾上腺分泌的雄激素增多,如 DHEAS,从而改变肾上腺功能。

（六）药物性高催乳素血症

许多药物能影响多巴胺分泌,并因此导致高泌乳血症及其伴随症状。如停药,高催乳素血症会快速消失。否则,排卵异常或无排卵的患者应当进行内分泌治疗,补充雌激素,恢复月经。如果需要排卵,而又不能停用诱导高催乳素血症的药物,可以采用多巴胺拮抗剂治疗。

（七）雌激素在高催乳素血症中的应用

啮齿类动物大剂量服用雌激素可能伴发垂体催乳素分泌腺瘤。雌激素水平升高,如妊娠期高雌激素水平,引起催乳素细胞肥大和增生,这就解释了为什么在正常妊娠期催乳素水平会进行性升高。妊娠期催乳素水平升高是生理性的,并且可逆,然而,妊娠期高雌激素水平并不会引起腺瘤。妊娠甚至会对孕前存在的催乳素瘤产生有利的影响。应用雌激素与垂体微腺瘤生长的临床表现、生化或影像学表现无关,也不会促使特发性高催乳素血症发展为腺瘤。因此,微腺瘤或增生继发高催乳素血症并伴有低雌激素的患者,适合采用雌激素替代或口服避孕药治疗。

（八）妊娠期垂体腺瘤的监测

在妊娠期,分泌催乳素的微腺瘤很少出现并发症。然而,建议患者进行连续视野检查和眼底检查。如果患者出现头痛、视野缺失、视力或眼底改变,MRI 扫描是最佳选择。整个妊娠期,血清催乳素水平进行性升高,因此测定催乳素没有意义。

经溴隐亭治疗后,恢复月经并且妊娠的患者,建议停止治疗。然而,这并不排除以后在妊娠期使用溴隐亭治疗微腺瘤进一步增大引起的症状(视野缺失、头痛)。溴隐亭对动物没有致畸性,观察资料提示它对人类妊娠或胎儿无害。

此外,既往接受经蝶手术治疗微腺瘤或大腺瘤的患者可以每月进行高曼视野检查。出现症状或视野改变的女性需要定期进行 MRI 扫描。微腺瘤或大腺瘤不是哺乳的禁忌证。禁止在产后使用溴隐亭和其他多巴胺药物,这些药物可以引起血压升高。

第三节　甲状腺疾病

女性患甲状腺疾病的概率较男性高 10 倍。约 1% 的美国妇女患显性甲状腺功能减退症。1956 年,在女性 Graves 病患者中发现了长效甲状腺刺激素(LATS)。此前,许多研究已经证实这些自身免疫性甲状腺疾病与生殖生理和病理存在关联。

一、甲状腺激素

碘化物是甲状腺氨酸类激素的最重要成分,这类激素中最重要的是三碘甲腺原胺酸和甲状腺素(T_3和T_4)。事实上,从饮食中获得的碘化物被转运到甲状腺腺泡中以合成这些激素。钠-碘同向转运体(sodium-iodide symporter,NIS)是维持甲状腺功能的关键分子,它使碘逆电化学梯度从循环中聚集到甲状腺腺泡内。钠-碘同向转运体需要 Na-KATP 酶提供能量。TSH 刺激摄取碘后,过氧化物酶(TPO)在细胞-胶质附近氧化碘,并使之与甲状腺球蛋白分子的酪氨酸残基结合,从而形成一碘酪氨酸(MIT)和二碘酪氨酸(DIT)。过氧化物酶还可以催化 MIT 和 DIT 继发偶联形成三碘甲腺厚氨酸(T_3)和甲状腺素(T_4)。膜结合、含亚铁血红素三寡聚体及 TPO 位于粗面内质网、高尔基体、侧面和顶端囊泡以及腺泡细胞表面。甲状腺球蛋白是甲状腺合成的主要蛋白,碘含量占其重量的 $0.1\%\sim1.1\%$。约33%的碘以 T_3 和 T_4 的形式存在于甲状腺球蛋白中,其余的碘以 MIT 和 DIT 或未结合碘的形式存在。甲状腺球蛋白提供了维持正常甲状腺功能的储备能力,即使近 2 个月不能合成新甲状腺素,也可维持其功能正常。在自身免疫性甲状腺病患者中发现的甲状腺抗微粒体抗体具有直接抗过氧化物酶作用。

促甲状腺激素通过激活腺苷酸环化酶来调节甲状腺的碘代谢,此过程可促进胞饮作用(摄取碘的一种形式)、甲状腺球蛋白水解,以及甲状腺激素 T_4、T_3 和反 T_3 的释放。甲状腺释放的 T_4 浓度是 T_3 的 $40\sim100$ 倍。反 T_3 缺乏内在的甲状腺活性,其浓度为 T_3 的 $30\%\sim50\%$,T_4 的 1%。在释放的甲状腺激素中,70%与循环中甲状腺结合球蛋白相结合(TBG)。最高浓度的 T_4 存在于循环储备池中,但是其更新率低(约 7 天)。与 T_4 相比 T_3 浓度较低,而更新率较高。约 30%的 T_4 在外周转化为 T_3。反 T_3 参与调节 T_4 向 T_3 转化。T_3 是在细胞水平发挥生理功能的主要甲状腺激素。T_3 与核受体结合的亲和力是 T_4 的 10 倍。甲状腺激素对细胞的作用包括增加耗氧和产热,以及促进脂肪、蛋白质和碳水化合物代谢。对全身而言,甲状腺素能影响基础代谢率,平衡能量利用效率,正如发动机上汽化器的作用。甲状腺功能亢进状态会导致过多燃料消耗及机能处于耗竭状态。

(一)碘代谢

正常的甲状腺功能取决于碘。目前,美国国家研究委员会建议每日摄入碘 $150\sim300$ mg。在美国,平均日碘耗量为 $200\sim600$ mg。许多食物中添加了碘,这在很大程度上保证了碘的摄入量。碘通常以碘盐的形式被摄入(1 kg 盐中含碘化钾 100 mg)。

在饮食中缺乏碘的地区,成人甲状腺肿、甲状腺机能减退及胎儿甲状腺素不足的后果都很普遍(地方性甲状腺肿和地方性克汀病)。令人不解的是,充足的碘与形成甲状腺自身免疫性疾病和减少经治 Graves 病患者的缓解率有关。动物研究提示,由于碘含量较高,碘刺激 B 淋巴细胞产生免疫球蛋白,激活巨噬细胞,并增加甲状腺球蛋白的免疫原性。

(二)免疫性甲状腺疾病的风险因素

影响自身免疫性甲状腺疾病的环境因素包括污染(成形剂、多氯联苯、煤生产中产生的污染)和结肠耶尔森菌抗体。女性激素环境及其对免疫监视的作用无疑增加了女性患自身免疫性甲状腺疾病的风险(10 倍)。抗甲状腺免疫球蛋白是多克隆的,不同抗体(刺激性与抑制性,结合补体和非细胞毒性)的多种组合共同引起甲状腺自身免疫性疾病的系列临床表现。甲状腺自身免疫性疾病可能影响生育功能。

二、评价

(一)甲状腺功能

采用放射免疫测定法测定血清总 T_4,这些方法检测了 T_4 相同的部分,即与其特异性结合蛋白——TBG 相结合的部分。由于 TBG 的水平是可变的,许多情况都可能导致其升高(如妊娠、服用口服避孕药、雌激素治疗、肝炎以及 TBG 遗传异常)。因此,临床评价需要间接估计或直接测定未结合("游离")T_4。

树脂可以与 TBG 竞争结合发射性标记的 T_3,T_3 树脂吸收率决定结合的放射性标记 T_3 量。样本中 TBG 结合能力与人工树脂所结合的 T_3 成反比。因此,低 T_3 吸收率标志着 TBG 上 T_3 受体位点利用率高,以及循环中 TBG 水平高。

将 T_3 树脂吸收率与血清总 T_4 浓度相乘,可以计算出游离 T_4 指数(FTI),据此间接估算游离 T_4 水平。

$$T_3 树脂吸收率(RU)\% \times 总 T_4 = 游离 T_4 指数$$

高 T_3 树脂吸收率标志着 TBG 受体位点利用率下降和高游离 T_4 指数,因此存在甲状腺功能亢进;相反,TBG 结合位点增加使 T_3 树脂吸收率下降,故出现甲状腺功能减退症。可以采用平衡透析法和超滤技术测定游离 T_4。也可通过放射免疫方法测定游离 T_4 和 T_3。

TSH 对循环中甲状腺素水平过量或缺乏敏感,多数甲状腺功能亢进和甲状腺功能减退症性疾病与甲状腺功能异常有关,因此,可采用 TSH 筛查这些疾病。目前 TSH 夹心免疫测定法极其敏感,能够鉴别低-正常值和病理或医源性降低和升高。因此,TSH 是简查甲状腺功能异常的最佳方法,在约 80% 的病例中可以准确地预测甲状腺激素异常。

(二)免疫异常

可检测到许多影响甲状腺功能的抗原-抗体反应。甲状腺球蛋白抗体的产生取决于正常免疫监视的破坏。

甲状腺球蛋白抗体有一个次要和两个主要的抗原决定簇。抗体主要是非补体结合的免疫球蛋白 G(IgG)多克隆抗体。抗甲状腺抗体可见于桥本甲状腺炎、Graves 病、急性甲状腺炎、非毒性甲状腺肿和甲状腺癌患者。也出现在正常妇女中。

抗甲状腺过氧化物酶抗体(抗-TPO 抗体)以前称抗微粒体抗体,是直接抗甲状腺过氧化物酶的,见于桥本甲状腺炎、Crcwes 病和产后甲状腺炎。这种抗体是具有特异细胞毒性,并且与补体结合的 IgC 抗体。抗微粒体抗体与淋巴细胞甲状腺炎的组织学表现有关。这些抗体可造成甲状腺激素水平检测的假象。

自身免疫性甲状腺疾病的另一组重要抗体与 TSH 受体结合。此类抗体常引起需评价的症状和体征。促甲状腺受体抗体(TSHR-Ab 或 TRAb)是病理性的,可以激活或阻断 TSH 受体功能。两种方法可以检测这些抗体——竞争性和功能测定。抗体和 TSH 相互竞争结合到 TSH 受体上,这是检测 TSH 结合抑制免疫球蛋白(TBⅡ)的基础。功能测定方法是以抗体-受体间相互的作用诱导产生的受体状态为基础的。功能测定法可用于检测环腺苷酸(cAMP)的产物和积聚物、甲状腺素或甲状腺球蛋白的分泌、甲状腺上皮细胞对碘的摄取,或转染人 TSH 受体的中国仓鼠卵巢。

甲状腺刺激抗体或甲状腺刺激免疫球蛋白(TSI)能激活 TSH 受体。长效甲状腺刺激因子是单克隆或限制性多克隆 TSAb,它可以模拟 TSH 的作用。通过检测这些抗体刺激人甲状腺细胞产生 cAMP 或释放 T_3 的能力对其进行定量分析。经两种途径可以检测促甲状腺素结合抑制免疫球蛋白:阻断与 TSH 结合和阻断受体前结合及受体结合后过程。

甲状腺生长促进免疫球蛋白(TCI)可促进生长,但不刺激激素释放。它们的免疫拮抗剂是 TGI 阻断抗体,能够抑制 TSH 对甲状腺免疫损伤患者的促进生长作用。

NIS 抗体普遍存在于甲状腺疾病中。在自身免疫性甲状腺瘤和 Graves 病患者中发现 NIS 蛋白及其 mRNA 表达增加,而在桥本甲状腺炎、冷结节和甲状腺癌患者中表达减少。

三、自身免疫性甲状腺病

女性最常见的甲状腺疾病是自身免疫性甲状腺病,它是多种抗体共同作用的结果。多种抗原-抗体反应使这些疾病的临床表现具有多样性。其中一些免疫球蛋白通过胎盘传播,可以影响胎儿甲状腺功能。自身免疫性甲状腺病的发病,尤其是 Graves 病,与其他自身免疫性疾病有关:桥本甲状腺炎、艾迪生病、卵巢功能衰竭、风湿性关节炎、干燥综合征、糖尿病(1 型)、白斑病、恶性贫血、重症肌无力、特发性血小板减少性紫癜。与发生自身免疫性甲状腺病相关的其他因素包括:低出生体重、碘过量或碘缺乏、硒缺乏、分娩、服用口服避孕药、妊娠年龄跨度、应激、季节变化、过敏、吸烟、甲状腺放射性损伤以及细菌和病毒感染。

某些特定人群应至少检查一次甲状腺功能,包括不育和妊娠妇女。也建议房颤、妊娠剧吐和高脂血症女性进行检查。接受胺碘酮和锂剂治疗的患者应定期检查甲状腺功能。流行病学家建议所有女性糖尿病患者应当每年检查甲状腺功能。1 型糖尿病妇女发生产后甲状腺疾病的概率是普通人群的 3 倍,故建议所有合并糖尿病的妊娠妇女在早孕期检查 TSH。任何存在产后甲状腺炎的妇女,应每年监测甲状腺功能。患特纳综合征和唐氏综合征的妇女发生甲状腺功能减退症的概率高,因此,建议每年进行甲状腺功能检查。提倡成年女性定期筛查 TSH。

(一)桥本甲状腺炎

1912 年首次描述了桥本甲状腺炎,该病又称慢性淋巴细胞甲状腺炎。此病可以表现为甲状腺功能亢进、甲状腺功能减退症、甲状腺功能正常的甲状腺肿或弥漫性甲状腺肿。通常存在高水平的抗微粒体抗体和抗甲状腺球蛋白抗体。患者的典型表现是腺体肥大,且同时存在萎缩的腺体。由于存在多种抗体,导致了临床表现的多样性。

在桥本甲状腺炎中存在三种典型的自身免疫损伤:①补体介导的细胞毒作用。②抗体依赖细胞介导的细胞毒作用。③刺激或阻断激素受体,引起功能减退或亢进或生长。

桥本甲状腺炎的组织学表现有细胞增生、腺泡细胞崩解以及淋巴细胞、单核细胞和浆细胞浸润腺体。有时可以发现邻近淋巴结病。一些上皮细胞增大,胞质呈现嗜酸性改变(Askanazy 细胞和 Htirthle 细胞不是桥本甲状腺炎特异的)。间质细胞出现纤维化和淋巴细胞浸润。Graves 病和桥本甲状腺炎可有非常相似的临床表现,表明二者发病机制相似。几乎所有的桥本甲状腺炎患者及约 2/3 的 Graves 病患者具有抗体依赖性细胞毒作用的血清学证据。在 16.8% 的白人女性和 10.2% 的美国男性中发现甲状腺抗体呈阳性。

1.桥本甲状腺炎的临床特点

大多数桥本甲状腺炎患者表现为相对无症状的无痛性甲状腺肿和甲状腺功能减退症。甲状腺肿可能累及锥体叶。在病程后期,患者可能出现无甲状腺肿的甲状腺功能减退症。甲状腺功能减退症的典型表现包括怕冷、便秘、眼眶周围胡萝卜素沉积、腕管综合征、皮肤干燥、疲乏、脱发、嗜睡和体重增加。桥本中毒即桥本甲状腺炎的甲状腺功能亢进表现,可能是 Graves 的一种变异表现。估计 4%～8%桥本甲状腺炎患者有此表现。这些患者在治疗期间常有甲状腺功能减退的表现。

2.桥本甲状腺炎的诊断

许多病例在常规筛查中被查出血清 TSH 升高。抗甲状腺球蛋白抗体和抗微粒体抗体血清水平升高可以明确诊断。血沉的升高取决于诊断时的病程。患 TSH 血清水平升高和甲状腺抗体阳性的女性中,发生甲状腺功能减退症的年概率为 5%,而且该病对胎儿神经精神具有潜在副作用,因此大多数医师认为此类患者即使无症状(亚临床甲状腺功能减退症),也应进行治疗。

甲状腺素替代治疗适于有症状的甲状腺功能减退症患者、甲状腺肿引起机体不适或影响容貌的亚临床甲状腺功能减退的患者,以及接受不育治疗的亚临床甲状腺功能减退患者。甲状腺通常不会变小,但是通过治疗可以防止甲状腺的进一步增大。所有 TSH 升高的妊娠患者都应接受左甲状腺素治疗。治疗不能延缓病情进展。在改变替代治疗的剂量后,要进行至少 6 周的 TSH 监测。氢氧化铝(制酸剂)、考来烯胺、铁剂和硫糖铝可能干扰左甲状腺素的吸收。左甲状腺素的半衰期约为 7 天,因此,需要治疗约 6 周后才可评价变更剂量的疗效。

严重的原发甲状腺功能减退症与闭经或无排卵有关。催乳素细胞对 TRH 敏感性增强,甲状腺功能减退症相关性高催乳素血症的多巴胺更新缺陷,是高催乳素血症的明确原因。高催乳素血症诱导黄体期缺陷,也与轻度的甲状腺功能减退有关。替代治疗可以逆转高催乳素血症,并纠正排卵缺陷。

甲状腺素和三碘甲原氨酸联合治疗并不优于甲状腺素单药治疗。对于桥本甲状腺炎患者和亚临床甲状腺功能减退症患者,每日服用左甲状腺素 0.025～0.075 mg 足以使 TSH 降至正常水平。

(二)Graves 病

Graves 病以突眼、甲状腺肿大和甲状腺功能亢进为特征,在 1835 年首次证实了这些症状间的关系。抑制性 T 淋巴细胞免疫监视的遗传缺陷使辅助性 T 淋巴细胞产生,此细胞对促甲状腺素的多个抗原产生免疫应答,诱导 B 淋巴细胞介导的免疫反应,进而出现 Graves 病的临床特征。TSAb 与促甲状腺素受体细胞外域的结构抗原决定簇结合,90% 的 Graves 患者血清中可检测到 TSAb。这些抗原决定簇组成了间断的区域,与促甲状腺素结合位点相互重叠。人白细胞抗原Ⅱ(HLAⅡ)及抗原 DR、DP、DQ 和 DS 能向 T 细胞递呈抗原,并在甲状腺上皮细胞表达。当这种免疫原(TSH 受体)随 D 位点抗原递呈给辅助性 T 淋巴细胞时,就产生了 TSH 受体抗体(TSHR)。

TSH 受体的长期刺激、甲状腺组织摄取碘能力下降、病毒感染和 α 干扰素都使 HLAⅡ抗原上调。α 干扰素的临床应用与自身免疫性甲状腺病有关。Graves 病是一种复杂的自身免疫病,多个遗传易感性位点和环境因素可能在发病中起一定作用。已经确定的是,人白细胞抗原和细胞毒性 T 淋巴细胞抗原(CTLA-4)基因位点为遗传易感位点;然而,其作用因患者和研究人群而异。通过全基因组-连锁分析和候选基因的等位基因关联分析,可能识别其他的位点。Graves 病在单卵双胎中,共患率仅为 20%,甚至低于双卵双胎,这符合受环境因素高度影响的多因素遗传模式。在数个人群中,Graves 病与细胞毒性 T 淋巴细胞抗原 4(CTLA-4)基因的多态性有关。相关性分析已经证实了 14q31、20q11.2 和 Xq21 上的位点与 Graves 病毒易感性有关。

临床特点和诊断:Graves 病典型的三联症突眼、甲状腺肿和甲状腺功能亢进与甲状腺功能亢进症状有关,如频繁肠蠕动、怕热、易怒、心悸或心动过速、震颤、体重下降和下肢浮肿。体检发现眼裂增宽、无痛性甲状腺增大(是正常甲状腺的 2～4 倍)、甲剥离症、手掌红斑、突眼、凝视和皮肤增厚。常常存在颈静脉杂音和心动过速。Valsalva 法能增加迷走神经兴奋性,不能有效缓解心动过速。严重的病例可以表现出杵状指、球结膜水肿、杵状趾、皮肤病、伴眼肌麻痹的突眼、滤泡性结膜炎、胫前黏液水肿和失明。

约 40% 的新发 Graves 病患者和许多已治疗过的患者 T_3 水平升高,而 T_4 水平正常。因此,需要测定 T_3、T_4 和 TSH 水平。TSH 水平受抑制,有时即使在开始治疗后,仍不能检测到 TSH。这些检查有助于评价治疗、预后及预测胎儿并发症(如新生儿甲状腺毒症等)。与 Graves 病具有相似临床表现的自主功能性良性甲状腺增生包括毒性腺瘤和毒性多结节甲状腺肿。引起甲状腺毒症的疾病极为罕见,包括分泌 hCG 的绒癌、分泌 TSH 的垂体腺瘤和卵巢甲状腺瘤。进食障碍的患者应当考虑到人为服用甲状腺素或干甲状腺片。

吸烟是药物治疗后病情复发的独立因素,治疗时应考虑到此因素。

1.碘-131(^{131}I)治疗

自身免疫源性甲亢妇女的治疗对于医师来说是一个挑战,他们必须考虑到患者的需求及生育计划。治疗此病的药物对胎儿具有潜在危害,因此必须特别注意避孕和妊娠的可能。

单剂量放射性碘-131(^{131}I)可以有效治疗 80% 的患者,是治疗非妊娠妇女最常用的方法。在应用 ^{131}I 诊断或治疗前,任何生育期妇女都应检查是否妊娠。据报道,孕早期接受 ^{131}I 治疗将引起孕中期胎儿甲状腺消融及先天性甲状腺功能减退症(呆小症)。核医学医师进行专业放射性同位素治疗,在 ^{131}I 治疗后继续应用抑制性药物 6～12 周。即使最终决定采用放射性 ^{131}I 治疗或手术治疗,药物治疗仍是治疗的主要部分。经 ^{131}I 治疗后,第一年内有 50% 的患者出现甲状腺功能减退症,此后每年此病发生率超过 2%。

现已发现,^{131}I 治疗后的当年,流产率较高,但是治疗后死产率、早产率、低出生体重率、先天畸形率或死亡率没有增加。许多甲状腺专家和核医学专家认为是 ^{131}I 治疗后未发现的甲状腺功能减退导致了流产,患者可接受左甲状腺素替代治疗,目前更倾向允许患者在治疗 1 年内妊娠。

2.Graves 病的促甲状腺素受体抗体

TSHR-Ab(TBII)水平大致与甲状腺功能亢进症的程度平行,可通过测定血清甲状腺素和总甲状腺体积评价甲状腺功能亢进症程度。研究提示在完成 12～24 个月疗程的抗甲状腺药物治疗后,小甲状腺肿(<40 mL)、低水平 TBII(<30 units/L)患者的 5 年缓解率为 45%,而大甲

状腺肿(>70 mL)且高水平 TBⅡ(>30 units/L)患者的复发率超过 70%。因此,大甲状腺肿且高水平 TBⅡ的患者治疗后 5 年缓解率不足 10%。尽管除了一些多结节甲状腺肿,检查 TSHR-Ab 对于诊断 Graves 病并不必要,但 TSHR-Ab 可能是判断病情严重程度的有用指标。将它与其他临床因素结合,有助于确定治疗方案。

在应用抗甲状腺药物治疗的期间检测 TSHR-Ab 可以预测疗效。一组研究显示,完成 12 个月抗甲状腺药物治疗后,TBⅡ阴性患者中有 73% 能获得缓解,而 TBⅡ阳性的患者仅有 28% 能获得缓解。此外,药物的治疗期限可以根据 TSHR-Ab 的状态进行调整。TSHR-Ab 转阴、停用抗甲状腺药物患者的复发率为 41%,而 TSHR-Ab 阳性的患者复发率达 92%。无论 TSHR-Ab 转阴速度多快,抗甲状腺药物都应该维持 $9\sim12$ 个月,以降低复发风险。TSHR-Ab 水平似乎与放射性碘治疗后甲状腺体积缩小呈负相关。

3.抗甲状腺药物

硫酰胺类抗甲状腺药物包括丙硫氧嘧啶(PTU)和甲巯咪唑。任何一种药物在低剂量时都可阻断 T_3 和 T_4 及 MIT 和 DIT 的继发偶联反应;高剂量时,可以阻断甲状腺球蛋白的酪氨酰基碘化。此外,丙硫氧嘧啶阻止外周 T_4 转化为 T_3。单独接受这种方法治疗的患者中,约有 1/3 获得缓解,并恢复正常甲状腺功能。

每 8 h 服用 100 mg 丙硫氧嘧啶,治疗 1 个月以上,可以缓解甲状腺功能亢进的症状。充分控制甲状腺毒性症状需要相当大的剂量。丙硫氧嘧啶阻断甲状腺内合成 T_3,阻止外周的 T_4 转化为 T_3,但是不像甲巯咪唑容易通过胎盘,因此可作为孕期用药。通过监测食欲、情绪的不稳定性、失眠和震颤来评估药物效果。一般原则是当甲状腺功能恢复正常,药物剂量可以减少 50%,甲状腺功能恢复正常与心率恢复正常及随后 TSH 恢复正常相关。甲状腺素常常是首先恢复正常的指标。

瘙痒症累及 $3\%\sim5\%$ 的受治者。严重的副反应有粒细胞缺乏症(在治疗后 $1\sim2$ 个月,0.02% 患者会发生)和伴关节痛的全身性药疹、发热和咽喉痛。患者如果出现上呼吸道症状,应进行全血细胞计数检查;若出现副反应,可以用甲巯咪唑。

每 $8\sim24$ h 服用甲巯咪唑 10 mg。药物减量方式类似 PTU。因其不能阻止外周转化,较 PTU 更易通过胎盘,故不能作为孕期用药。孕期使用甲巯咪唑与胎儿发生特殊皮肤病和先天性皮肤发育不全有关。然而,与丙硫氧嘧啶相比,甲巯咪唑的确副反应更少、用药间歇期更长,而且费用更低,因此常用于非孕期妇女。

其他药物包括碘和锂,二者均可减少释放甲状腺素和抑制碘有机化。碘也引起 T_3 和 T_4 的继发偶联。这些药物很少用于生育期妇女,因为它们对胎儿的甲状腺及胎儿发育均有危险(碘引起先天性甲状腺肿,锂导致 Ebstein 异常)。

4.外科治疗

甲状腺次全切除术较少作为首选治疗,但是若药物治疗失败或患者对药物高度敏感时,可作为常规治疗。手术治疗是使甲状腺功能恢复正常的最迅速且最长久的方法,并避免了放射性碘可能发生的远期危害。儿童、年轻女性、妊娠妇女及同时存在甲状腺结节的患者都是甲状腺切除术的适应人群。患严重 Graves 眼病的患者也应该选择手术治疗。手术风险包括术后甲状旁腺功能低下、喉返神经麻痹、常规麻醉和手术的风险、甲状腺功能减退症和不能缓解甲状腺中毒症状。

5.β 受体阻滞剂

对于其他药物高度敏感的患者,有时使用普萘洛尔作为术前用药。在期待 PTU 或甲巯咪唑降低 T_4 期间,普萘洛尔可以缓解症状。

(三)甲状腺危象

在严重甲状腺功能减退症中,生理性应激包括分娩、全身感染或手术,是可能激发危及生命的症候群。这些表现有腹泻、呕吐和发热、并伴有脱水,以及昏迷前精神的改变。甲状腺功能亢进症状控制差的患者最易发生。β 受体阻滞剂、糖皮质激素、PTU(其作用包括抑制 T_3-T_4 转化)和碘是主要的治疗药物。

妊娠滋养细胞疾病和妊娠剧吐中的甲状腺功能亢进:hCG 具有弱 TSH 样作用,产生高水平 hCG 的疾病,如葡萄胎,可能与生化和临床甲状腺功能亢进症有关。随着异常滋养细胞组织的清除及高水平 hCG 的消退,甲亢症状得到缓解。妊娠剧吐与之相似,当妊娠剧吐与高 hCG 有关时,可能发现甲状腺功能亢进症的生化和临床特点。

(四)妊娠期甲状腺功能

在孕早期末期,高水平的 hCG 足以产生 TSH 的促甲状腺作用,TSH 水平因此受到短暂的抑制。妊娠期甲状腺素需求量中度增加。需要监测补充甲状腺素的患者,以决定在妊娠第一周开始增加补充甲状腺素的剂量(估计增加 30%)。有证据显示,胎儿和婴儿神经发育的最佳结果可能需要仔细评估并及时增加甲状腺素替代治疗,替代治疗要满足不断增加的妊娠期需求量。

(五)甲状腺功能亢进症对生育的影响

女性 Graves 病患者的高 TSAb 与胎儿-新生儿甲状腺功能亢进症有关。患甲状腺毒症时,促性腺激素既可受抑制也可升高,但多数患者仍保持正常排卵,并有生育能力。严重甲状腺毒症可能促使患者体重下降、月经紊乱和闭经。甲状腺毒症患者中自然流产风险增加。接受甲巯咪唑治疗妇女的后代中先天畸形发病率增高,特别是皮肤发育不全。

自身免疫性甲状腺亢进 Graves 病可以自然缓解,对这些患者可以减少甲状腺药物的剂量或停药。然而,根治性放射性碘或手术治疗后,TSHR-Ab 持续存在数年。此时胎儿有暴露于 TSHR-Ab 的风险。孕期或孕前诊断 Graves 病的妊娠妇女中,有 2%～10% 会发生胎儿-新生儿甲状腺功能亢进症,这可能是由母体的 TSHR-Ab 通过胎盘传递导致的。这种情况很严重,新生儿死亡率达 16%,并有胎儿宫内死亡、骨骼发育异常(如颅缝早闭)的风险。也要警惕抗甲状腺药物过度治疗,因为这些药物可通过胎盘,诱导胎儿甲状腺肿。应用胎儿甲状腺超声联合多普勒、胎儿心率监测、骨成熟度和母亲 TSHR-Ab 及抗甲状腺药物使用情况,已经可准确诊断 Graves 病妇女的胎儿甲状腺肿,以及相关的胎儿甲状腺功能减退或亢进情况。

(六)产后甲状腺功能异常

产后甲状腺功能异常的实际发病数远超过已诊断的病例数,此病难以诊断,因其症状出现在产后 1～8 个月,常与产后抑郁症及难以适应婴儿和新生儿的需求混淆。以下是诊断产后甲状腺炎的诊断标准:①孕前或孕期无甲状腺素异常的历史。②产后 1 年内证实 TSH 异常(降低或升高)。③TSH 受体抗体滴度阴性(Graves 病)或无毒性结节。已证实此病的发病率大约是

5%。目前许多研究在5%～10%的产妇中发现产后甲状腺功能异常的临床及生化证据。这些妇女发展为永久性甲状腺功能减退的概率为25%。

在组织学上,已发现淋巴细胞浸润和炎症的表现,也发现存在抗微粒体抗体。有甲状腺功能异常病史及家族史、自身免疫性甲状腺功能异常及自身免疫病的患者具有极大的患病风险。

临床特点及诊断:产后甲状腺炎通常是良性的,产后存在暂时性甲状腺功能亢进阶段,持续6周到6个月,随后进入甲状腺功能减退阶段。然而,仅有1/4的病例出现典型的临床症状,而超过1/3的患者仅有甲状腺功能亢进或甲状腺功能减退。1型糖尿病患者发生产后甲状腺炎的概率是普通人群的3倍,前次妊娠患产后甲状腺炎的患者的复发率接近70%。许多病例报道证实产后甲状腺炎可能与其他自身免疫性疾病有关。产后甲状腺炎可能是产后免疫功能恢复和甲状腺自身免疫抗体共同作用的结果。尽管很少发生精神症状,但是对所有产后精神病的患者都应考虑到甲状腺功能异常。甲状腺毒症阶段可能是亚临床的,容易忽略,尤其是在碘摄入量低的地区。与Graves病不同,产后甲状腺炎所致的甲状腺功能亢进症患者放射性碘的摄入量低,无甲状腺触痛、疼痛、发热、血沉增快和白细胞增多,有助于排除亚急性甲状腺炎(de Quervam甲状腺炎)。TSH、T_4、T_3、T_3树脂摄入量及抗微粒体抗体升高可以确诊。

治疗:多数患者在甲状腺功能减退阶段得以诊断,若有症状,患者需要进行6～12个月的T_4治疗。有10%～30%的患者可能发展为永久性甲状腺功能减退症。停止替代治疗后应该监测TSH水平。

少数情况下,患者的病情在甲状腺亢进阶段得以诊断。这些患者不需常规使用抗甲状腺药物,可以使用普萘洛尔缓解症状。约2/3的患者甲状腺功能恢复正常,1/3的患者甲状腺功能减退。

(七)抗甲状腺抗体和生育功能异常

孕前和孕期甲状腺自身抗体阳性妇女的自然流产风险增加。已证实抗磷脂抗体异常的患者容易产生非器官特异性抗体,导致流产发生。器官特异性甲状腺抗体和非器官特异性抗体同时存在的情况并不常见。在反复妊娠失败的患者中,甲状腺自身抗体可以作为T细胞功能的外周标志,进一步指出自身免疫是反复妊娠失败的原因之一。这些发现对于处理反复妊娠失败的临床意义还不明确。

(八)甲状腺结节

体格检查常发现甲状腺结节,50%以上的患者可经超声检查诊断。有时结节是功能性的,需要进行临床和实验室评估与非功能性结节进行鉴别,非功能性结节有时是恶性的。对于非功能性"冷结节",需要进行针刺抽吸活检排除恶性肿瘤。在抽吸活检不能确诊的病例中,有2%～20%的患者的肿瘤是恶性的,因此,常需要手术治疗。

第四章　妊娠生理

第一节　胚胎形成与胎儿发育

一、胚胎形成

受精卵形成及着床是胚胎形成过程中重要的部分。

(一)受精卵形成

受精是指精子与卵子结合形成受精卵的过程。成熟精子在精液中没有使卵子受精的能力，精子在子宫腔和输卵管游动过程中，精子顶体表面糖蛋白被女性生殖道分泌物中的 α、β 淀粉酶降解，顶体膜结构中胆固醇/磷脂比例及膜电位发生改变，使膜稳定性降低，此过程为获能。获能的主要场所是子宫和输卵管。卵子从卵巢排出后，经输卵管伞部数分钟后进入输卵管，到达壶腹部与峡部连接处时，由于该处肌肉收缩，往往会停留 2～3 天，等待受精。通常认为卵子受精必须发生在排卵后几分钟或不超过几小时，因此排卵时精子必须存在于输卵管。获能的精子与卵子的放射冠接触后，精子头部外膜和顶体前膜融合、破裂，释放一系列顶体酶，即所谓顶体反应，借助顶体酶，精子穿过放射冠、透明带，精子头部与卵子表面相结合。受精后，次级卵母细胞完成第二次成熟分裂，与精原核融合，形成二倍体受精卵。

(二)受精卵着床

在受精后 30 小时，受精卵在输卵管内缓慢向子宫方向移动，同时进行有丝分裂(又称卵裂)，大约在受精 3 天后，形成含有 16 细胞的细胞团，称为桑葚胚，进入子宫腔。桑葚胚中卵裂球之间的液体逐渐积聚形成早期囊胚。早期囊胚进入子宫腔并继续分裂发育成晚期囊胚。在受精后第 6～7 天，晚期囊胚植入子宫内膜的过程，称受精卵着床。

着床必须具备的条件：①透明带消失。②囊胚细胞滋养细胞分化出合体滋养细胞。③囊胚和子宫内膜同步发育并相互配合。④孕妇体内必须有足够数量的孕酮，子宫有一个极短的敏感期允许受精卵着床。受精卵着床经过定位、黏着和穿透三个阶段。

二、胚胎和胎儿的发育及生理特点

(一)胚胎、胎儿发育特征

以 4 周为一个孕龄(gestational age)单位。妊娠开始 8 周称为胚胎(embryo)，此时期是其主要器官结构完成分化的时期。自妊娠9周起称为胎儿(fetus),此时期其各器官进一步发育渐趋成熟的时期。胚胎、胎儿的发育特征如下。

(1)4周末:胚囊直径2~3 cm,胚胎长4~5 mm,可以辨认胚盘与体蒂。

(2)8周末:胚胎初具人形,头大占整个胎体一半。能分辨出眼、耳、鼻、口。四肢已具雏形。B型超声可见早期心脏形成并有搏动。

(3)12周末:胎儿顶臀长6~7 cm,体重约14 g。外生殖器已发育,部分可辨出性别。多数胎儿骨内出现骨化中心,指(趾)开始分化,皮肤和指甲出现,胎儿四肢可活动。

(4)16周末:胎儿顶臀长12 cm,体重约110 g。从外生殖器可确定胎儿性别。头皮已长出毛发,胎儿已开始出现呼吸运动。皮肤菲薄,呈深红色,无皮下脂肪。部分经产妇已能自觉胎动。

(5)20周末:胎儿身长约25 cm,体重约超过300 g,开始呈线性增长。皮肤暗红,出现胎脂,全身覆盖毳毛,并可见一些头发。开始出现吞咽、排尿功能。检查孕妇时可听到胎心音。

(6)24周末:胎儿身长约30 cm,体重约630 g,各脏器均已发育,皮肤出现特征性皱褶,皮下脂肪开始沉积,出现眉毛和睫毛。此期,支气管和细支气管扩大,肺泡导管出现,但是气体交换所需要的终末囊还未形成。

(7)28周末:胎儿身长约35 cm,体重约1 100 g。皮下脂肪不多,皮肤粉红,有时有胎脂。眼睛半张开,有呼吸运动。此胎龄的正常婴儿有90%的生存率。

(8)32周末:胎儿身长约40 cm,体重约1 800 g。皮肤深红,面部毳毛已脱落,出现脚指甲,睾丸下降,生活力尚可。除其他并发症外,此期出生婴儿通常可存活。

(9)36周末:胎儿身长约45 cm,体重约2 500 g,皮下脂肪较多,毳毛明显减少,面部皱褶消失。胸部、乳房突出,睾丸位于阴囊。指(趾)甲已超出指(趾)端。出生后能啼哭及吸吮,生活力良好。此时出生基本可以存活。

(10)40周末:胎儿身长约50 cm,体重约3 400 g。发育成熟,胎头双顶径值>9 cm。皮肤粉红色,皮下脂肪多,头发粗,长度>2 cm。外观体形丰满,肩、背部有时尚有毳毛。足底皮肤有纹理。男性睾丸已降至阴囊内,女性大小阴唇发育良好。出生后哭声响亮,吸吮能力强,能很好存活。

(二)胎儿生理特点

1.循环系统

胎儿的营养供给和代谢产物排出均需由脐血管经胎盘、母体来完成。胎儿血循环与母体血循环有本质上的不同。

(1)解剖学特点:①脐静脉一条,生后闭锁为肝圆韧带,脐静脉的末支静脉导管生后闭锁为静脉韧带。②脐动脉两条,生后闭锁,与相连的闭锁的腹下动脉成为腹下韧带。③动脉导管位于肺动脉及主动脉弓之间,生后闭锁为动脉韧带。④卵圆孔于生后数分钟开始关闭,多在生后6~8周完全闭锁。

(2)血循环特点:胎儿血循环约于受精后3周末建立,脐静脉将氧合血带给胎儿,经脐环入胎儿腹壁,到达胎儿肝脏后,脐静脉分为静脉导管和门静脉窦。静脉导管是脐静脉主支,穿过肝脏直接进入下腔静脉。门静脉窦与肝脏左侧的肝静脉汇合,然后流入下腔静脉。因此,下腔静脉流入右心房的是流经静脉导管的动脉样血和来自横膈以下多数静脉的氧含量较低的血的混合血。

下腔静脉中含氧量高的血流倾向于在血管中央流动,含氧量低的血流沿侧壁流动,这样血流流向心脏的相反两侧。房间隔卵圆孔正对着下腔静脉入口,来自下腔静脉的氧合血优先流入卵圆孔到达左心房,然后到达左心室和大脑。沿侧壁流动的低氧含量血进入右心房,经三尖瓣到达右心室。

上腔静脉血流入右心房,保证从大脑和上半身返回的低氧含量血直接流入右心室。由于肺循环阻力较高,动脉导管阻力低,右心室流到肺动脉的血液绝大部分经动脉导管流入主动脉,仅约 13% 的血液经肺静脉入左心房。左心房血液进入左心室,继而进入主动脉直至全身后,经腹下动脉再经脐动脉进入胎盘,与母血进行交换。因此胎儿体内无纯动脉血,而是动静脉混合血。进入肝、心、头部及上肢的血液含氧量较高及营养较丰富以适应需要,注入肺及身体下半部的血液含氧量及营养较少。

2.血液系统

(1)红细胞生成:胚胎早期的红细胞生成主要来自卵黄囊,于妊娠 10 周以后,肝是主要生成器官,最后是在骨髓完成造血功能。妊娠足月时,骨髓能产生 90% 的红细胞。

胎儿红细胞的生成主要由胎儿制造的红细胞生成素调节,母体红细胞生成素不能通过胎盘,胎儿红细胞生成素不受母体影响,由胎儿控制。红细胞生成素受睾酮、雌激素、前列腺素、甲状腺素和脂蛋白的影响,随着胎儿成熟,红细胞生成素水平逐渐增加。红细胞生成素的生成部位尚有争议,在肾脏生成前,胎儿肝脏是重要的生成场所。妊娠 32 周,红细胞生成素大量产生,故妊娠 32 周以后的早产儿及妊娠足月儿的红细胞数均增多,约为 6×10^{12}/L。胎儿红细胞的生命周期短,仅为成人 120 天的 2/3,故需不断生成红细胞。

(2)血红蛋白生成:血红蛋白在原红细胞、幼红细胞和网织红细胞内合成,外周血依次出现胚胎、胎儿及成人型血红蛋白。在妊娠前半期均为胎儿血红蛋白,至妊娠最后 4～6 周,成人血红蛋白增多,至临产时胎儿血红蛋白仅占 25%。在生后 6～12 个月内,胎儿血红蛋白比例持续下降,最终降至正常成人血红蛋白的低水平。糖皮质激素调控血红蛋白由胎儿型向成人转化。

(3)白细胞生成:妊娠 8 周以后,胎儿血循环中出现粒细胞。于妊娠 12 周,胸腺、脾产生淋巴细胞,成为体内抗体的主要来源,构成防止病原菌感染及对抗外来抗原的又一道防线。妊娠足月时,其白细胞计数可高达 15×10^9～20×10^9/L。

3.呼吸系统

胎肺发育沿一定的时间表进行,5～17 周之间节段性支气管树生长,显微镜下肺像一个腺体,16～25 周呼吸性细支气管逐渐形成,继续分成多个囊性导管,最后原始肺泡形成,同时肺泡细胞外基质出现,毛细血管网和淋巴系统形成,Ⅱ型细胞开始产生表面活性物质。出生时,婴儿仅有大约 15% 的成人肺泡数,出生后肺泡数继续增长,直至 8 岁为止。胎儿出生前需具备呼吸道(包括气管直至肺泡)、肺循环及呼吸肌的发育。B 型超声于妊娠 11 周可见胎儿胸壁运动;妊娠 16 周时出现能使羊水进出呼吸道的呼吸运动,具有使肺泡扩张及生长的作用,每分钟 30～70 次,时快时慢,有时也很平稳。当出现胎儿窘迫时,出现大喘息样呼吸运动。

4.消化系统

(1)胃肠道:妊娠10～12周时,胎儿开始吞咽,其小肠有蠕动;至妊娠16周时,胃肠功能基本建立,胎儿能吞咽羊水,吸收水分、氨基酸、葡萄糖及其他可溶性营养物质,同时能排出尿液控制羊水量。胎儿吞咽在妊娠早期对羊水量影响很小,因为所吞咽量与羊水量相比很少。但在妊娠晚期,羊水总量会受到胎儿吞咽羊水量的较大调节,如吞咽活动被抑制,常发生羊水过多。胎粪中包含所吞咽羊水中未消化的碎屑,以及大量分泌物如来自肺的甘油磷脂,脱落的胎儿细胞、毛发和胎脂。胎粪排出可能是成熟胎儿正常肠蠕动的结果,或者脐带受压迷走神经兴奋的结果,或者缺氧使垂体释放血管升压素使大肠平滑肌收缩,胎粪排入羊水。

(2)肝:胎儿红细胞的寿命比成人短,因此产生较多胆红素,但胎儿肝内缺乏许多酶,只有少部分胆红素在肝内变成结合胆红素,经胆管排入小肠并被氧化成胆绿素,胆绿素的降解产物导致胎粪呈黑绿色,大量游离胆红素通过胎盘转运到母体循环。同时胎儿体内的大部分胆固醇在肝脏合成。

5.泌尿系统

妊娠11～14周时胎儿肾已有排尿功能,于妊娠14周,胎儿膀胱内已有尿液。妊娠中期起,羊水的重要来源是胎儿尿液。肾脏对于胎儿宫内生存并非必需,但对于控制羊水量和成分非常重要。尿道、输尿管和肾盂梗阻时,肾实质受损并破坏解剖结构,导致无尿或尿量减少时常合并羊水过少和肺发育不全。

6.内分泌系统

甲状腺于妊娠第6周开始发育,是胎儿最早发育的内分泌腺。妊娠12周时,甲状腺已能合成甲状腺激素。胎儿甲状腺激素对所有胎儿组织的正常发育起作用,先天性甲状腺功能减退会引起一系列新生儿问题,包括神经系统异常、呼吸困难和肌张力减退等。

胎儿肾上腺发育良好,其重量与胎儿体重之比明显超过成人,其增大部分主要由胎儿带组成,占肾上腺的85%以上,在胎儿出生后很快退化,能产生大量甾体激素,与胎儿肝、胎盘、母体共同完成雌三醇的合成。

7.生殖系统及性腺分化发育

男性胎儿睾丸开始发育的时间较早,约在妊娠第6周分化发育,Y染色体断臂的IAIA区的Y基因性决定区(sex determining region Y gene,SRY)编码一种蛋白,促使性索细胞分化成曲细精管的支持细胞,至妊娠14～18周形成细精管,同时促使间胚叶细胞分化成间质细胞。睾丸形成后间质细胞分泌睾酮,促使中肾管发育,支持细胞产生副中肾管抑制物质,副中肾管退化。外阴部5α-还原酶使睾酮衍化为二氢睾酮,外生殖器向男性分化发育。睾丸于临产前降至阴囊内。

女性胎儿卵巢开始发育较晚,在妊娠11～12周分化发育,原始生殖细胞分化成初级卵母细胞,性索皮质细胞围绕卵母细胞,卵巢形成。缺乏副中肾管抑制物质使副中肾管系统发育,形成阴道、子宫、输卵管。

第二节　胎儿附属物的形成及其功能

胎儿的附属结构包括胎盘、胎膜、脐带等,在妊娠早期由胚胎组织分化而来,为胚胎和胎儿的生长发育服务,但不是胎儿的组成部分。

一、胎盘

(一)胎盘的解剖

1.足月胎盘的大体结构

正常胎盘呈圆形或椭圆形。在胚胎的第 9~25 天,作为胎盘的主要结构绒毛形成。于妊娠 14 周末胎盘的直径达 6 cm。足月妊娠时胎盘的直径达 15~20 cm,厚度为 1~2.5 cm,中央厚边缘薄;胎盘重量多为 500~600 g,约为胎儿的 1/6。胎盘分为胎儿面和母体面。胎儿面覆盖有光滑的、半透明的羊膜,脐带动静脉从附着处分支向四周呈放射性分布,直达胎盘边缘。脐带动静脉分支穿过绒毛膜板,进入绒毛干及其分支。胎盘母面的表面呈暗红色,胎盘隔形成若干浅沟分为 10~20 个胎盘母体叶。

2.胎盘的组织学结构

自胎儿面到母面依次为羊膜、绒毛膜板、胎盘实质部分及蜕膜板四部分。

(1)羊膜:构成胎盘的胎儿部分,是胎盘胎儿面的最表层组织。是附着于绒毛膜板表面的半透明膜,表面光滑,无血管、神经和淋巴管,具有一定的弹性。正常羊膜厚 0.5 mm,由上皮和间质构成。羊膜上皮为一层立方或扁平上皮,并可出现鳞状上皮化生。间质富有水分,非常疏松,与绒毛膜结合,很容易把两层分离。显微镜下具体可分为上皮细胞层、基底膜、致密层、成纤维细胞层和海绵层 5 层,电镜可见上皮细胞表面有微绒毛,随着妊娠的进展而增多,以增加细胞的活动能力。

(2)绒毛膜板:主要为结缔组织,胎儿血管在其内行走,下方有滋养细胞。

(3)胎盘实质:为绒毛干及其分支的大量游离绒毛,绒毛间隔是从蜕膜板向绒毛板行走,形成蜕膜隔。该层占胎盘厚度的 2/3。

(4)蜕膜板:底蜕膜是构成胎盘的母体部分,占足月妊娠胎盘的很少部分。蜕膜板主要由蜕膜致密层构成,固定绒毛的滋养细胞附着在基底板上,共同构成绒毛间隙的底。从蜕膜板向绒毛膜方向伸出蜕膜间隔,将胎盘分成 20 个左右的母体叶。

3.叶状绒毛

绒毛起源于胚胎组织,是胎盘最小的功能单位。在胎盘发育过程中绒毛不断分级,形成绒毛树。不同级别的绒毛分别称为初级绒毛、次级绒毛和三级绒毛。在绒毛内完成母胎之间的血气和物质的交换功能。

绒毛组织结构:妊娠足月胎盘的绒毛表面积达 12~14 m²,相当于成人肠道总面积。绒毛的直径随着妊娠的进展变小,绒毛内的胎儿毛细血管所占的空间增加,绒毛滋养层主要由合体细胞组成。细胞滋养细胞仅散在可见,数目极少。滋养层的内层为基底膜,有胎盘屏障(placental barrier)作用。

晚期囊胚着床后,滋养细胞迅速分裂增生。内层为细胞滋养细胞,是分裂生长细胞;外层为合体滋养细胞,是执行功能细胞,由细胞滋养细胞分化而来。在滋养细胞内有一层细胞,称为胚外中胚层,与滋养细胞共同构成绒毛膜。胚胎发育至13~21天时,为绒毛膜发育分化最旺盛的时期,此时胎盘的主要结构绒毛逐渐形成。绒毛的形成经历3个阶段:①一级绒毛:指绒毛周围长出不规则突起的合体滋养细胞小梁,绒毛膜深部增生活跃的细胞滋养细胞也伸入其中,形成合体滋养细胞小梁的细胞中心索,此时称为初级绒毛。②二级绒毛:指初级绒毛继续生长,其细胞中心索伸长至合体滋养细胞的内层,且胚外中胚层也长入细胞中心索,形成间质中心索。③三级绒毛:指胚胎血管长入间质中心索。约在受精后3周末,绒毛内血管形成,建立起胎儿胎盘循环。

与底蜕膜接触的绒毛因营养丰富、发育良好,称为叶状绒毛。从绒毛膜板伸出的绒毛干,逐渐分支形成初级绒毛、二级绒毛和三级绒毛,向绒毛间隙生长,形成终末绒毛网。绒毛末端悬浮于充满母血的绒毛间隙中,称为游离绒毛(frce villus),长入底蜕膜中的称为固定绒毛(anchoring villus)。一个初级绒毛干及其分支形成一个胎儿叶(fetal lobe),一个次级绒毛干及其分支形成一个绒毛小叶(fetal lobule)。一个胎儿叶包括几个胎儿小叶,每个胎盘有60~80个胎儿叶,200个左右的胎儿小叶。由胎盘蜕膜板长出的隔把胎儿叶不完全地分隔为母体叶,每个母体叶包含有数个胎儿叶,每个胎盘母叶有其独特的螺旋动脉供应血液。

4.滋养细胞

胎盘中滋养细胞的结构最复杂、功能最多、细胞增生最活跃。滋养细胞是与子宫蜕膜组织直接接触的胎儿来源的组织,具有营养胚胎、内分泌等功能,对适应母体的环境、维持妊娠等方面均有十分重要的意义。

根据细胞的形态,滋养细胞可分为细胞滋养细胞(cytotrophoblast)和合体滋养细胞(syncytiotrophoblast)。细胞滋养细胞是发生细胞,是合体滋养细胞的前体。它具有完整的细胞膜,单个、清楚的细胞核,细胞增生活跃,有分裂象。这些特点在合体滋养细胞中不存在,细胞间连接紧密,细胞之间分界不清,细胞形态不规则,多个细胞核,且大小和形态不一,极少见到有丝分裂。

在胚胎早期,胚胎着床时,细胞团周围的细胞滋养细胞具有黏附、侵入子宫内膜的作用,使胚胎着床之后滋养细胞相互融合,形成合体滋养细胞。合体滋养细胞具有分泌、屏障等功能。

5.胎盘血液循环

在胎盘的胎儿面,脐带动静脉在附着处分支后,在羊膜下呈放射性分布,再发出垂直分支进入绒毛主干内。每个绒毛主干中均有脐动脉和脐静脉,随着绒毛干的一再分支,脐血管越来越细,最终成为毛细血管进入绒毛终端。胎儿的血液以每分钟500 mL流量的速度流经胎盘。

孕妇的子宫胎盘动脉(螺旋动脉)穿过蜕膜板进入胎盘母叶,血液压力为60~80 mmHg,母体血液靠母体压力差,以每分钟500 mL的流速进入绒毛间隙,绒毛间隙的血液压力为10~50 mmHg,再经蜕膜板流入蜕膜板上的静脉网,此时的压力不足8 mmHg。母儿之间的物质交换均在胎儿小叶的绒毛处进行。胎儿血液经脐动脉,直至绒毛毛细血管,经与绒毛间隙中的母血进行物质交换,两者之间不直接相通,而是隔着毛细血管壁、绒毛间质和绒毛表面细胞层,依靠渗透、扩散和细胞的主动转运等方式进行有选择的交换。胎儿血液经绒毛静脉、脐静脉返回胎儿体内。母血经底蜕膜上的螺旋静脉返回孕妇循环。

(二)胎盘生理功能

胎盘具有十分复杂的生理功能,除了母胎交换功能外,还有免疫功能、分泌功能等。

1.交换功能

胎盘可供给胎儿所需的氧气和营养物质,排泄胎儿的代谢产物及二氧化碳。胎儿和母体的血液循环是两个各自相对独立的循环系统,只有极少量的胎儿细胞可以通过胎盘进入母体循环。母血和胎血均流经胎盘,并在此通过胎盘屏障结构将母血和胎血隔开,使其不相互混合又能相互进行选择性物质交换。母血中的水分、电解质、氧及各种营养物质均能通过胎盘提供胎儿的生理需要,同时排除二氧化碳和代谢物质。免疫球蛋白中 IgG 能通过胎盘进入胎儿循环系统,以增加胎儿的免疫抗病能力,以至于出生后一段时间内新生儿仍有一定的免疫能力,其他免疫球蛋白(如 IgM、IgA 等)不能通过胎盘。由于胎盘的屏障功能,很多有害的病原体不能通过胎盘进入胎儿的循环系统,但这种屏障作用十分有限,如多种细菌、病毒、原虫等能通过胎盘进入胎儿体内,危害胎儿的健康。另外,尚有部分病原体可在胎盘部位形成病灶,影响胎盘的功能,间接危害胎儿,如结核双球菌、梅毒螺旋体、疟原虫等可在胎盘形成结节。大多数药物能通过胎盘屏障,尤其是磺胺类、抗生素类更易通过胎盘,对胎儿造成不良预后。

2.免疫功能

胎盘是重要的免疫器官。胎儿的遗传物质中一半来自母亲,一半来自父亲,因此,母体和胎儿是半同源的两个个体。胎儿能在母体的宫腔内平安地生长发育,不发生排斥反应,与胎盘的免疫功能是分不开的。

胎盘在母胎免疫中的作用主要表现为以下几个方面:①滋养层外层的合体滋养细胞无组织相容性抗原,孕妇对此不发生排斥反应。②滋养层细胞介质可阻止胎儿抗原进入母胎循环。③滋养层表面覆盖有硅酸粘糖蛋白类,掩盖了胎盘的抗原性。④胎盘可吸附抗父系组织相容性抗原复合物的抗体。

3.分泌功能

胎盘具有合成多种激素和酶的功能,主要可分为 3 类。①蛋白类激素:如绒毛膜促性腺激素(human chorionic gonadotropin,hCG)、人胎盘催乳素(humanplacental lactogen,hPL)、促肾上腺皮质激素释放激素(corticotropin releasing hormone,CRH)、胰岛素样生长因子(insulin-like growth factor,IGF)。②甾体激素:雌激素、孕激素等。③多种酶:如催产素酶、胰岛素酶、二胺氧化酶、耐热碱性磷酸酶等。胎盘分泌的激素和酶往往是妊娠或分娩过程中需要的物质,同时也会影响孕妇和胎儿的生理变化。譬如,胎盘分泌的激素使孕妇的胰岛素抵抗作用加强,妊娠期易发生糖尿病。又譬如,胎盘的分泌和免疫功能改变与子痫前期的发病有关。另外,通过检测胎盘分泌的激素或酶的水平,可以间接了解胎盘的功能状态,预测妊娠的结局。

二、胎膜

胎膜(fetal membrane)由羊膜(amnion)和绒毛膜(chorion)组成,是维持羊膜的完整,储存羊水的外周屏障。绒毛膜为胎膜的外层,与壁蜕膜相接触,在发育过程中由于营养缺乏而逐渐退化,形成平滑绒毛膜。羊膜为胎膜的内层,是一层半透明膜,覆盖在子宫壁的绒毛膜的表面、胎盘的胎儿面及脐带表面。

绒毛膜由滋养细胞层和胚外中胚层组成。在胚胎植入后,滋养细胞迅速分化为内层的细胞滋养细胞和外层的合体滋养细胞层,两层在胚泡表面形成大量的绒毛,突入蜕膜中,形成早期的初级绒毛干。在胚胎早期,绒毛均匀分布于整个绒毛膜表面。随着胚胎的长大,与底蜕膜接触的绒毛因营养丰富、血供充足而干支茂盛,形成绒毛膜板,是胎盘的主要组成部分;与包蜕膜接触的绒毛因营养不良、血供不足而逐渐退化,称为平滑绒毛膜。随着胎儿的长大及羊膜腔不断扩大,羊膜、平滑绒毛膜和包蜕膜进一步突向子宫壁,最终与壁蜕膜融合,胚外体腔和子宫腔消失。

羊膜内无血管生长,是胎盘最内侧的组织,直接与羊水接触,在妊娠过程中具有独特的作用。胎膜早破是产科最常见的早产原因。羊膜是维持胎膜张力的主要支持组织。羊膜的成分变化对于防治胎膜早破,继续维持妊娠均有十分重要的意义。

羊膜的结构可分成5层:①上皮细胞层,由单层无纤毛的立方上皮细胞组成。②基底层,位于上皮细胞下的网状组织。③致密层,由致密结缔组织组成。④成纤维细胞层。⑤海绵层。

在妊娠早期,胚胎种植时,在胚胎与滋养细胞之间存在由小细胞组成的细胞团,是以后羊膜上皮细胞的前体。人类在妊娠7~8天时出现羊膜上皮。以后逐渐包绕羊膜囊,并且附着于绒毛膜的内层。绒毛膜与羊膜互相接触,且有一定的黏附性;但两者的来源不一致,绒毛膜来源于胚外中胚层,羊膜来源于环胎的外胚层,即使在足月仍能被轻易分离。

由于羊膜有不同于绒毛膜的组织来源,两者的生物特性也不同。例如,羊膜上皮的 HLA-Ⅰ抗原的特性不同于滋养细胞,更接近于胚胎细胞。另外,羊膜中的间质细胞(interstitial cell),主要为成纤维细胞(fibroblast-like cell),也来源于胚胎的中胚层。上皮细胞层间质细胞层是羊膜的主要组成部分,完成羊膜的大部分功能。

胎膜具有防御功能,可阻止细菌通过子宫壁直接进入羊膜腔;同时,胎膜具有活跃的交换功能,可允许小分子物质,如尿素、葡萄糖、氯化钠等通过;母体血浆亦可通过胎膜进入羊水,对羊水交换起重要的调节作用。

胎膜中含有较多的酶参与激素的代谢。如花生四烯酸酯酶及催化磷脂质生成游离花生四烯酸的溶酶体。花生四烯酸为合成前列腺素的前身物质,因此,认为胎膜在分娩发动的过程中有十分重要的作用。

正常胎膜多在临产后宫口开大 3 cm 以上自然破裂。若胎膜在临产前破裂,称为胎膜早破。宫口开全后胎膜仍未破裂者称为迟发破膜。胎膜早破往往与宫内感染有关,反之,胎膜早破后亦可导致继发性感染,诱导临产。这可能与胎膜的炎症导致前列腺素分泌增加有关。

三、羊水

(一)羊水的来源

妊娠期充满羊膜腔内的液体称为羊水。羊水的主要来源是母体的血浆、胎儿的尿液。在不同的孕周,羊水的来源不同。妊娠早期的羊水主要来自母体的血浆,母体血浆通过胎膜渗透入羊膜腔。少量胎儿的体液可通过脐带表面的羊膜及华通胶渗透入羊膜腔,亦可发生在胎儿呼吸道黏膜及皮肤表面。因此,妊娠早期羊水的成分与母体的血浆及组织间液的成分相似,渗透压亦相近。妊娠 12~14 周时发现胎儿膀胱内有尿液残留。妊娠 18 周时,胎儿 24 h 的尿量 7~17 mL。足月胎儿每小时的尿量平均为 43 mL,每日尿量为 600~800 mL。因此,妊娠中期以后,胎尿是羊水的主要来源。由于胎儿尿液的混入,羊水逐渐变为低渗(钠离子浓度降低),羊水的渗透压从孕早期的 280 mmol/L 降为 255~260 mmol/L,但尿酸、肌酐的浓度比母体血浆中的浓度高。

羊水量在妊娠 38 周前随孕周的增加不断增加,在妊娠 38 周以后却不断减少,但个体差异较大。妊娠 8 周时羊水量为 5~10 mL,12 周约为 50 mL,20 周为 200 mL,36~38 周达高峰,1 000~1 500 mL,以后逐渐减少。

妊娠早期的羊水为澄清液体,足月妊娠羊水乳白色,混浊、半透明,可见胎脂、上皮细胞及毳毛等有形物质。pH 为 8~9,比重为 1.006~1.020。当羊水中混有胎粪时,羊水混浊,羊水的颜色可从淡黄色变到草绿色或深绿色。

(二)羊水的代谢

羊膜在羊水的产生和吸收上起了十分重要的作用,约 50% 的羊水交换由羊膜完成。胎儿的消化道也是羊水交换的重要途径,足月胎儿每 24 h 可吞咽羊水 540~500 mL,或更多。因此,胎儿吞咽可调节羊水量。临床常见有消化道梗阻的胎儿,往往合并羊水过多。

胎儿的呼吸道在羊水量的调节中也有十分重要的作用。足月妊娠胎儿肺的呼吸样运动,每天使 600~800 mL 的羊水通过肺泡的巨大毛细血管来回吸收,若胎儿肺部畸形、发育不全或肿瘤等可影响羊水的重吸收,导致羊水过多。另外,脐带的华通胶亦参与羊水的代谢,每小时可吸收羊水 40~50 mL。

在正常情况下,母体-羊水和胎儿-羊水之间的交换率是相等的。母体-胎儿之间的液体交换主要通过胎盘进行,交换量约每小时 3 500 mL;母体-羊水之间的液体交换主要通过胎膜,交换量约每小时 400 mL;羊水-胎儿之间的液体交换主要通过消化道、呼吸道、脐带和皮肤,总交换量与母体-羊水的交换量动态平衡。通过上述交换,母体、胎儿及羊水之间的液体不等交换,保持动态平衡,羊水每 3 h 更新一次。在正常情况下,羊水量保持稳定。

(三)羊水的成分

在妊娠 14 周前,羊水的成分和渗透压等与血浆基本一致,前清蛋白的含量低,甲胎蛋白的浓度高。随着孕周的增加,出现胎儿吞咽、呼吸样运动及排尿功能的建立,使羊水的成分发生很大的变化。到妊娠晚期,羊水的渗透压明显低于血浆,水分占 98%~99%,其余有形成分中有一半为有机物,另一半为无机物。

羊水中尿酸、肌酐、尿素等胎儿代谢产物随着妊娠时间的增加而增加。尿素由妊娠早期的 3.48 mmol/L 增加到足月妊娠的 5.01 mmol/L。肌酐含量由 28 周的 88.4 μmol/L 上升到足月妊娠的 176.8 μmol/L。若羊水中肌酐浓度达到 194.48 μmol/L,尿酸浓度达到 595 μmol/L,提示胎儿肾脏发育成熟,但不意味着其他脏器发育成熟。

羊水中含有两种细胞:一种来自胎膜,核大,胞质深染,核、浆比例为 1:3;另一种为胎儿皮肤脱落细胞,核小或无核,核、质比例为 1:8。用 0.1% 尼罗兰染色,部分细胞可被染成橘黄色。

妊娠 34 周前,橘黄色细胞出现率<1%;足月妊娠达 10%～15%;妊娠 40 周后超过 50%。应用羊水细胞学检查,中期妊娠可诊断胎儿性别及染色体疾病,晚期妊娠可判别胎儿成熟度。

羊水中含有各种激素,包括皮质醇、雌三醇、孕酮、睾酮、催乳素、绒毛膜促性腺激素以及前列腺素等。它们来源于胎盘和胎儿,其含量反映了胎儿-胎盘单位的功能状态,可以间接了解胎儿在宫内的安危。另外,羊水中含有促肾上腺皮质激素(ACTH)、促卵泡生成素(FSH)、促黄体生成素(LH)以及促甲状腺激素(TSH)等,这些激素与分娩的发动有关。

羊水中有许多酶,已知的有 25 种之多,各种酶的浓度变化亦可间接反映胎儿的状态。严重溶血症的胎儿的羊水中,乳酸脱氢酶及 α-羟丁酸脱氢酶的浓度升高。胎儿死亡前,脂酶突然下降;当羊水被胎粪污染时,碱性磷酸酶浓度升高。溶菌酶(lysozyme)可抑制大肠杆菌、金黄色葡萄球菌、类链球菌、变形杆菌、白念珠菌等。在妊娠 25 周至足月妊娠期间,溶菌酶的作用最强,足月后下降。羊水中的溶菌酶浓度约为 4.2 μg/L,较母血中高 1～2 倍。

(四)羊水的功能

1.保护胎儿

羊水可保持羊膜腔内恒温、恒压、相对稳定的内环境,使胎儿免受外力的损伤。①胎儿在羊水中可以自由活动。在胎儿发育过程中,不致受到挤压或阻碍导致胎儿畸形。在长期的羊水过少的患者中,由于无羊水的保护作用,胎儿的发育受限,发生各种畸形。②保持胎儿体内生化方面的相对稳定。羊水中有一定量的水分和电解质,不仅是胎儿代谢产物排泄的通道,而且是胎儿水分调节的重要机制。③羊水使羊膜腔保持一定的张力,从而支持胎盘附着于子宫壁,这样可以防止胎盘过早剥离。

2.保护母体

减少妊娠期因胎动引起的母体不适。临产后,前羊膜囊可扩张软产道,防止胎头长期压迫软产道导致组织缺血损伤。破膜后,羊水可以润滑、冲洗产道,并有抑制细菌的作用。

四、脐带

脐带一端连着胎儿腹壁的脐轮,另一端附着于胎盘的子体面。胎儿通过脐带、胎盘,与母体相连,进行血气、营养以及代谢物质的交换。

脐带长度的正常范围是 35～70 cm,平均横切面积 1.5～2 cm²,脐带外面为一层羊膜,中间有一条管壁较薄、管腔较大的脐静脉,静脉两侧各有一条管壁较厚、管腔较细的脐动脉。脐带间质为华通胶(Wharton's jelly),有保护和支持脐血管的作用,胶质内有神经纤维存在,可控制脐带血管收缩及扩张。

脐动脉壁有 4 层平滑肌组织;内层为很薄的环纹肌,为调节血流之用;在其外有一层较厚的纵直平滑肌,为关闭脐动脉之用;在外表有一组较细的螺旋平滑肌,只有 8～10 根肌纤维,螺旋较短,收缩时可将脐动脉收缩为节段。

第三节　妊娠期母体适应性变化

一、生殖系统的变化

(一)子宫

1.宫体

子宫由非孕时(7～8)cm×(4～5)cm×(2～3)cm 增大至妊娠足月时 35 cm×25 cm× 22 cm。宫腔容量非孕时约 10 mL 或更少,至妊娠足月子宫内容物约 5 000 mL 或更多,故妊娠末期子宫的容积是非孕期的 500～1 000 倍。子宫重量非孕时约 70 g,至妊娠足月约 1 100 g,增加近 20 倍,主要是子宫肌细胞肥大,而新生的肌细胞并不多。子宫肌细胞由非孕时长 20 μm、宽 2 μm,至妊娠足月长 500 μm、宽 10 μm,胞质内充满有收缩性能的肌动蛋白(actin)和肌浆球蛋白(myosin),为临产后子宫阵缩提供物质基础。子宫肌壁厚度非孕时约 1 cm,至妊娠中期逐渐增厚达 2.0～2.5 cm,至妊娠末期又逐渐变薄,妊娠足月厚度为 1.0～1.5 cm 或更薄。在妊娠最初几个月,子宫增大主要受内分泌激素如雌孕激素的影响,而不是由胚胎造成的机械扩张所致,比如在异位妊娠的孕妇中也可观察到类似的子宫增大。孕 12 周以后的子宫增大则主要因宫腔内压力增加。

妊娠最初几周子宫维持原先的梨形,随孕周增加逐渐呈球形,以后子宫长度比宽度增加更快显出卵圆形。妊娠 12 周后增大子宫逐渐超出盆腔,在耻骨联合上方可触及。妊娠晚期的子宫右旋,与乙状结肠在盆腔左侧占据有关。

自妊娠 12～14 周起,子宫出现不规则无痛性的收缩,特点为稀发、无规律和不对称,可由腹部检查时触知,孕妇有时也能感觉到,其幅度及频率随妊娠进展而逐渐增加,可以直到妊娠晚期,但宫缩时宫腔内压力通常在 5～25 mmHg,持续时间不足 30 s,这种无痛性宫缩称为 Braxton Hicks 收缩。

妊娠期胎儿生长营养物质的供应和代谢产物的排出依靠胎盘绒毛间隙的足够灌注。妊娠期子宫胎盘血流进行性加重,妊娠足月时子宫血流量为 450～650 mL/min,比非孕时增加 4～6 倍,其中 5％供肌层,10％～15％供子宫蜕膜层,80％～85％供胎盘。宫缩时子宫血流量明显减少,当子宫收缩压力为 50 mmHg 时,速度下降 60％,子宫收缩对胎儿循环影响非常小。

2.子宫峡部

位于子宫颈管内解剖学内口与组织学内口之间的最狭窄部位,非孕时长约 1 cm,妊娠后变软,妊娠 12 周后,子宫峡部逐渐伸展拉长变薄,形成子宫下段,临产后伸展至 7～10 cm,成为产道的一部分,有梗阻性难产发生时易在该处发生子宫破裂。

3.宫颈

妊娠早期宫颈黏膜充血及组织水肿,致使肥大、紫蓝色及变软。宫颈管内腺体肥大,宫颈黏液增多,形成黏稠黏液栓,有保护宫腔免受外来感染侵袭的作用。接近临产时,宫颈管变短并出现轻度扩张。妊娠期宫颈管柱状上皮腺体增生、外翻,此时宫颈组织很脆弱、易出血。

（二）卵巢与输卵管

妊娠期略增大,排卵和新卵泡成熟功能均停止。在孕妇卵巢中一般仅发现一个妊娠黄体,于妊娠 6～7 周前产生孕激素以维持妊娠继续,之后对孕激素的产生几乎无作用。妊娠期输卵管伸长,但肌层并不增厚。黏膜层上皮细胞稍扁平,在基层中可见蜕膜细胞,但不形成连续蜕膜层。

（三）阴道与会阴

妊娠期阴道黏膜水肿充血呈紫蓝色(Chadwick 征),阴道脱落细胞及分泌物增多,黏膜皱襞增多、结缔组织松弛以及平滑肌细胞肥大,导致阴道伸展性增加为分娩扩张做好准备。阴道上皮细胞含糖原增加,使阴道 pH 降低,不利于致病菌生长,有利于防止感染。外阴部充血,皮肤增厚,大阴唇内血管增多及结缔组织松软,故伸展性增加。

二、乳房的变化

乳房于妊娠早期开始增大,充血明显。孕妇自觉乳房发胀或偶有触痛及麻刺感,随着乳腺增大,皮肤下的浅静脉明显可见。乳头增大变黑,更易勃起,乳晕颜色加深,其外围的皮脂腺肥大形成散在的结节状隆起,称为蒙氏结节(Montgomery's tubercles)。妊娠前乳房大小、体积与产后乳汁产生无关。

乳腺细胞膜有垂体催乳激素受体,细胞质内有雌激素受体和孕激素受体。妊娠期胎盘分泌雌激素刺激乳腺腺管发育,分泌孕激素刺激乳腺腺泡发育。此外,乳腺发育完善还需垂体催乳激素、人胎盘生乳素以及胰岛素、皮质醇、甲状腺激素等的参与。妊娠期间虽有多种激素参与乳腺发育,作好泌乳准备,但妊娠期间并无乳汁分泌,可能与大量雌、孕激素抑制乳汁生成有关。

三、循环系统的变化

（一）心脏

妊娠期静息时心率增加约 10 次/分。妊娠后期因膈肌升高,心脏向左、向前移位更贴近胸壁,心尖冲动左移 1～2 cm。心浊音界稍扩大。心脏移位使大血管轻度扭曲,加之血流量增加及血流速度加快,90% 的孕妇有收缩期杂音,分娩后迅速消失。心电图因心脏左移出现电轴轻微左偏,无其他特异性改变。

（二）心排血量

心排血量增加对维持胎儿生长发育极为重要。心排出量自妊娠 10 周逐渐增加,至妊娠 32 周达高峰。由于仰卧位时增大的子宫阻碍心脏静脉回流,孕妇侧卧位比仰卧位心排血量高很多,妊娠晚期孕妇从仰卧位转至左侧卧位时,心排血量增加 1 100 mL(20%)。临产后在第二产程心排血量明显增加。

（三）血压

妊娠中期动脉血压降到最低点,以后再升高,舒张压的降低大于收缩压的降低,使脉压稍增大。孕妇动脉血压受体位影响,坐位稍高于仰卧位。妊娠对上肢静脉压无影响。妊娠 20 周开始,下肢股静脉压在仰卧位时升高,从妊娠前 0.098 kPa(10 mmH$_2$O)增至 0.196～0.294 kPa

（20～30 mmH$_2$O），由于妊娠后增大子宫压迫下腔静脉使血液回流受阻，侧卧位能解除子宫压迫、改善静脉回流。妊娠晚期，孕妇长时间仰卧位姿势，增大子宫相对固定压迫静脉系统，引起下半身回心血量减少、心脏充血量减少、心排血量随之减少使血压下降，称为仰卧位低血压综合征。由于下肢、外阴及直肠静脉压增高，孕妇易发生下肢、外阴静脉曲张和痔。

四、血液系统的变化

（一）血容量

循环血容量于妊娠 6～8 周开始增加，至妊娠 32～34 周达高峰，增加 40%～45%，平均增加 1 450 mL，维持此水平直至分娩。血容量增加为血浆容量和红细胞容量增加总和，血浆增加多于红细胞增加，血浆平均增加 1 000 mL，红细胞平均增加 450 mL，故出现血液稀释。

（二）血液成分

1.红细胞

妊娠期骨髓造血功能增强、网织红细胞轻度增多、红细胞生成增加，但由于血液稀释，血红蛋白、红细胞浓度及血细胞比容稍有下降，红细胞计数约为 3.6×10^{12}/L（非孕妇女约为 4.2×10^{12}/L），血红蛋白平均浓度为 12.5 g/L（非孕妇女约为 13.0 g/L）。妊娠晚期如果血红蛋白低于 11.0 g/L，应认为是缺铁引起，而不是妊娠期高血容量反应。

正常妊娠对铁需求的重量是 1 g，其中，300 mg 铁主动向胎儿运输，200 mg 铁通过正常排泄途径丢失，另外 500 mg 铁可以使红细胞总容量增加 450 mL。增加的这部分红细胞所需要的铁无法从机体储备中获得，因此，妊娠中晚期如果外源性铁补充不够，血红蛋白含量和血细胞比容将随着母体血容量的增加而明显降低，出现贫血。因此应在妊娠中、晚期开始补充铁剂，以防血红蛋白值过分降低。

2.白细胞

从妊娠 7～8 周开始轻度增加，至妊娠 30 周达高峰，为 $(5～12) \times 10^9$/L，有时可达 15×10^9/L，主要为中性粒细胞增多，而单核细胞和嗜酸粒细胞几乎无改变。分娩期和产褥早期可显著上升 25×10^9/L 或更多，平均为 14×10^9/L。

3.凝血因子

妊娠期血液处于高凝状态。因子 Ⅱ、Ⅴ、Ⅶ、Ⅷ、Ⅸ、Ⅹ 增加，仅因子 Ⅺ、ⅩⅢ 降低。血小板数无明显改变。血浆纤维蛋白原含量比非孕妇女约增加 50%，于妊娠末期平均达 4.5 g/L（非孕妇女平均为 3 g/L）。妊娠晚期凝血酶原时间（prothrombin time，PT）及活化部分凝血活酶时间（activated partial thromboplastin time，APTT）轻度缩短，凝血时间无明显改变。妊娠期纤溶酶原（plasminogen）显著增加，优球蛋白溶解时间（euglobulin lysis time）明显延长，表明妊娠期间纤溶活性降低，是正常妊娠的特点。

五、泌尿系统的变化

妊娠期肾脏略增大，肾血浆流量（renal plasma flow，RPF）及肾小球滤过率（glomerular filtration rate，GFR）于妊娠早期均增加，整个妊娠期间维持高水平，RPF 比非孕时约增加 35%，GFR 约增加 50%，但肾小球滤过率的增加持续至足月，肾血浆流量在妊娠晚期降低。RPF 与

GFR 均受体位影响,仰卧位肾脏清除率下降很多,故仰卧位容易发生水钠潴留。由于 GFR 增加,肾小管对葡萄糖再吸收能力不能相应增加,约 15% 的孕妇饭后出现糖尿,如果糖尿反复出现,糖尿病的可能性就不容忽视了。

受孕激素影响,泌尿系统平滑肌张力降低,同时增大子宫对输尿管产生压迫,自妊娠中期肾盂及输尿管轻度扩张,输尿管增粗及蠕动减弱,尿流缓慢,可致肾盂积水。由于子宫右旋,故 86% 的孕妇右侧输尿管扩张更明显,孕妇易患急性肾盂肾炎,也以右侧多见。

六、呼吸系统的变化

妊娠期横膈抬高约 4 cm,胸廓横径增加约 2 cm,肋膈角显著增宽,肋骨向外扩展,胸廓周径约增加 6 cm。孕期耗氧量妊娠中期增加 10%~20%,肺活量和呼吸次数无明显改变,但呼吸较深,通气量每分钟约增加 40%,有过度通气现象,肺泡换气量约增加 65%,使动脉血 PO_2 增高达 92 mmHg,PCO_2 降至 32 mmHg,有利于供给孕妇及胎儿所需的氧气。上呼吸道黏膜增厚,轻度充血、水肿,易发生上呼吸道感染。妊娠晚期子宫增大,膈肌活动幅度减少,胸廓活动加大,以胸式呼吸为主,气体交换保持不减。

七、消化系统的变化

妊娠期胃肠平滑肌张力降低,贲门括约肌松弛,胃内酸性内容物逆流至食管下部产生胃烧灼感。胃液中游离盐酸及胃蛋白酶分泌减少。胃排空时间延长,易出现上腹部饱满感,孕妇应防止饱餐。肠蠕动减弱,粪便在大肠停留时间延长,出现便秘,以及子宫水平以下静脉压升高,常引起痔疮或使原有痔疮加重。妊娠期齿龈受大量雌激素影响而变得肥厚,齿龈容易充血、水肿,易致齿龈出血、牙齿松动及龋齿。

肝脏未见明显增大,肝功能无明显改变。孕激素抑制胆囊平滑肌收缩,使胆囊排空时间延长,胆管平滑肌松弛,胆汁黏稠、淤积,妊娠期间容易诱发胆石症。

八、皮肤的变化

孕妇腺垂体分泌促黑素细胞激素(melanocyte stimulating hormone,MSH)增加,增多的雌、孕激素有黑色素细胞刺激效应,使黑色素增加,导致孕妇乳头、乳晕、腹白线、外阴等处出现色素沉着。面颊部出现蝶状褐色斑,习称妊娠黄褐斑(chloasma gravidarum),于产后逐渐消退。随妊娠子宫的逐渐增大和肾上腺皮质于妊娠期间分泌糖皮质激素增多,该激素分解弹力纤维蛋白,使弹力纤维变性,加之孕妇腹壁皮肤张力加大,使皮肤的弹力纤维断裂,呈多量紫色或淡红色不规律平行略凹陷的条纹,称为妊娠纹,见于初产妇。

九、内分泌系统的变化

(一)垂体

妊娠期垂体稍增大,尤其在妊娠末期,腺垂体增生肥大明显。垂体对于维持妊娠不是必需的,垂体切除的妇女可以成功妊娠,并可在接受糖皮质激素、甲状腺素及血管升压素治疗后自然分娩。催乳素(prolactin,PRL)从妊娠 7 周开始增多,随妊娠进展逐渐增量,妊娠足月分娩前达高峰约 150 μg/L,为非孕妇女 15 μg/L 的 10 倍。催乳激素有促进乳腺发育的作用,为产后泌乳做准备。分娩后不哺乳于产后 3 周内降至非孕时水平,哺乳者多在产后 80～100 天或更长时间才降至非孕时水平。

（二）肾上腺皮质

1.皮质醇

孕期肾上腺皮质醇分泌未增加,但其代谢清除率降低,故孕妇循环中皮质醇浓度显著增加,但 75％与皮质类固醇结合球蛋白(CBG)结合,15％与清蛋白结合,起活性作用的游离皮质醇仅为 10％,故孕妇无肾上腺皮质功能亢进表现。

2.醛固酮

在妊娠后半期,肾素和血管紧张素水平增加,使外层球状带分泌醛固酮于妊娠期增多 4 倍,但起活性作用的游离醛固酮仅为 30％～40％,不致引起水钠潴留。

（三）甲状腺

妊娠期由于腺组织增生和血管增多,甲状腺呈中等度增大,约比非孕时增大 65％。大量雌激素使肝脏产生甲状腺素结合球蛋白(TBG)增加 2～3 倍,血中甲状腺激素虽增多,但游离甲状腺激素并未增多,孕妇无甲状腺功能亢进表现。妊娠前 3 个月,胎儿依靠母亲的甲状腺素,妊娠 10 周胎儿甲状腺成为自主器官,孕妇与胎儿体内促甲状腺激素(TSH)均不能通过胎盘,各自负责自身甲状腺功能的调节。

（四）甲状旁腺

妊娠早期,孕妇血浆甲状旁腺素水平降低,随妊娠进展,血容量和肾小球滤过率的增加及钙的胎儿运输,导致孕妇钙浓度的缓慢降低,造成甲状旁腺素在妊娠中晚期逐渐升高。

十、新陈代谢的变化

（一）体重

妊娠 12 周前体重无明显变化。妊娠 13 周起体重平均每周增加 350 g,直至妊娠足月时体重平均增加 12.5 kg,包括胎儿(3 400 g)、胎盘(650 g)、羊水(800 g)、子宫(970 g)、乳房(405 g)、血液(1 450 g)、组织间液(1 480 g)及脂肪沉积(3 345 g)等。

（二）碳水化合物代谢

妊娠期胰岛功能旺盛,分泌胰岛素增多,使血中胰岛素增加,故孕妇空腹血糖值低于非孕妇女,糖耐量试验血糖增高幅度大且恢复延迟。妊娠期间注射胰岛素降血糖效果不如非孕妇女,提示靶细胞有拮抗胰岛素功能或因胎盘产生胰岛素酶破坏胰岛素,故妊娠期间胰岛素需要量增多。

（三）脂肪代谢

妊娠期血脂、脂蛋白和载脂蛋白浓度均增加,血脂浓度与雌二醇、孕酮和胎盘催乳素之间呈正相关。妊娠期糖原储备减少,当能量消耗过多时,体内动用大量脂肪使血中酮体增加发生酮血症。孕妇尿中出现酮体多见于妊娠剧吐时,或产妇因产程过长、能量过度消耗使糖原储备量相对减少时。分娩后血脂、脂蛋白和载脂蛋白浓度明显降低,哺乳会促进其浓度降低的速度。

（四）蛋白质代谢

妊娠晚期，母体和胎儿共储备蛋白质约 1 000 g，其中 500 g 供给胎儿和胎盘，其余 500 g 作为子宫中的收缩蛋白、乳腺中腺体及母体血液中的血浆蛋白和血红蛋白。故孕妇对蛋白质的需要量增加，呈正氮平衡状态。

（五）水代谢

妊娠期机体水分平均增加 7 L，水、钠潴留与排泄形成适当比例而不引起水肿，但至妊娠末期，组织间液可增加 1～2 L。大多数孕妇在妊娠晚期会出现双下肢凹陷性水肿，由于增大子宫压迫，使子宫水平以下静脉压升高，体液渗出潴留在组织间隙，妊娠期血浆胶体渗透压降低，以及雌激素的水钠潴留作用。

（六）矿物质代谢

胎儿生长发育需要大量钙、磷、铁。胎儿骨骼及胎盘的形成，需要较多的钙，孕期需要储存钙 40 g，妊娠末期胎儿需要储钙约 30 g，主要在妊娠末 3 个月由母体供给，故早产儿容易发生低血钙。至少应于妊娠最后 3 个月补充维生素 D 及钙，以提高血钙值。

孕期需要增加铁约 1 000 mg，母体红细胞增加需要 500 mg，胎儿需要 290 mg，胎盘约需要 250 mg，孕期如不能及时补充外源性铁剂，会因血清铁值下降发生缺铁性贫血。

十一、骨骼、关节及韧带的变化

骨质在妊娠期间通常无改变，仅在妊娠次数过多、过密又不注意补充维生素 D 及钙时，能引起骨质疏松症。部分孕妇自觉腰骶部及肢体疼痛不适，可能与松弛素（relaxin）使骨盆韧带及椎骨间的关节、韧带松弛有关。妊娠晚期，孕妇重心向前移，为保持身体平衡，孕妇头部与肩部应向后仰，腰部向前挺，形成典型孕妇姿势。

第五章　妊娠疾病

第一节　妊娠期高血压疾病

一、概述

妊娠期高血压疾病(bypertension disorders complicating pregnancy)是妊娠期所特有的疾病,包括妊娠期高血压、子痫前期、子痫、子痫前期并发高血压和妊娠合并高血压。我国发病率为 9.4％,国外报道 7％～12％。其病因和发病机制至今尚未完全阐明。目前主要存在四种学说:遗传易感性学说、免疫适应不良学说、胎盘缺血学说、氧化应激学说。本病以妊娠 20 周后高血压、蛋白尿和水肿为临床特征,伴有全身多脏器损害,是孕产妇和围生儿发病和死亡的主要原因之一。

二、诊断

(一)病史要点

1.具有妊娠期高血压疾病的高危因素存在

如初产妇、孕妇年龄小于 18 岁或大于 40 岁、多胎妊娠、妊娠高血压病史及家族史、高血压、慢性肾炎、营养不良及低社会经济状况等高危因素。

2.临床表现

妊娠 20 周后出现高血压、水肿、蛋白尿。轻者可无症状或有轻度头晕,血压轻度升高,伴水肿或轻度蛋白尿;重者可出现头痛、眼花、恶心、呕吐、持续性右上腹痛、血压升高、蛋白尿增多、水肿严重、昏迷、抽搐。

(二)查体要点

1.高血压

至少出现两次以上血压升高(≥140 mmHg/90 mmHg),其间隔≥6 h 才能确诊。

2.水肿

一般为凹陷性水肿,自踝部开始,逐渐向上延伸,水肿局限于膝以下为"＋",延及大腿为"＋＋",达外阴及腹壁为"＋＋＋",全身水肿或伴腹水为"＋＋＋＋"。

（三）辅助检查

1.血液检查

包括全血细胞计数、血红蛋白含量、血细胞压积、血黏度、凝血功能等,可根据具体病情多次测定。

2.肝肾功能检查

肝细胞功能受损时,转氨酶 ALT、AST 可升高,出现以白蛋白为主的低蛋白血症,白/球比倒置。肾功能受损时,血清肌酐、尿素氮、尿酸升高,其中肌酐升高与疾病的严重程度相一致,尿酸在高血压患者中升高不明显。

3.尿液检查

尿常规中尿比重≥1.020 提示尿液浓缩,尿蛋白(＋)时尿蛋白含量为 300 mg/24 h,尿蛋白(＋＋＋)时尿蛋白含量为 5 g/24 h,严重妊娠期高血压疾病患者每 2 天或每天需进行尿蛋白检测。

4.眼底检查

可以直观视网膜小动脉痉挛的情况,是子痫前期和子痫严重程度的重要参考指标。子痫前期患者可见视网膜动静脉比值为 1∶2 以上,视盘水肿、絮状渗出或出血严重时可发生视网膜脱离,出现视力模糊或视盲。

5.有创性血流动力学监测

对于子痫前期和子痫的患者不需要常规监测,如果有基础心脏疾病或晚期肾脏疾病,以及肺水肿和少尿无法解释或难以治疗时,可以监测中心静脉压或肺毛细血管楔压。

6.其他检查

心电图、超声心动图可了解心功能,怀疑有脑出血可行 CT 或 MRI,脑血流图描记了解脑血管情况,胎盘功能和胎儿成熟度检测了解胎儿的生长发育及宫内安危状况。

（四）诊断标准

根据病史、临床表现、体征及辅助检查可作诊断,同时注意有无并发症及凝血机制障碍。

（五）鉴别诊断

妊娠期高血压需与慢性肾炎合并妊娠鉴别;子痫应与癫痫、脑炎、脑膜炎、脑瘤、脑血管畸形破裂出血、糖尿病高渗性昏迷、低血糖昏迷等鉴别。

三、治疗

目的:争取母体可完全恢复健康,胎儿出生后可存活,以对母儿影响最小的分娩方式终止妊娠。原则:镇静、解痉、降压、扩容、利尿、适时终止妊娠。

（一）一般处理

(1)休息:可在家,也可住院。子痫前期者建议住院,取左侧卧位,每日休息不少于 10 h。

(2)密切监护母儿状态:母体一般状况、生命体征、尿蛋白;胎儿发育状况和胎盘功能。

(3)间断吸氧:增加血氧含量,改善全身主要脏器和胎盘氧供。

(4)饮食:充足的蛋白质、热量,不限盐和液体,全身水肿者应适当限制盐的摄入。

（二）镇静

轻者不需药物治疗,精神紧张、焦虑或睡眠不佳者给予镇静剂。重度子痫前期或子痫需用较强的镇静剂,防治子痫发作。

(1)地西泮:2.5～5 mg 口服,或 10 mg 静脉缓慢注射。

(2)冬眠药物:哌替啶 100 mg、异丙嗪 50 mg、氯丙嗪 50 mg 加入 10％葡萄糖 500 mL 内缓慢静脉滴注;紧急情况时也可将三种药物的 1/3 剂量加入 25％葡萄糖 20 mL 中缓慢静脉推注(＞5 min),余 2/3 量加入 10％葡萄糖液 250 mL 静脉滴注。

(3)其他:苯巴比妥、异戊巴比妥、吗啡等也具有较好的抗惊厥、抗抽搐作用。

（三）解痉

治疗子痫前期和子痫的主要方法,可解除全身小动脉痉挛,缓解临床症状、控制和预防子痫发作。首选药物为硫酸镁。可采用持续静脉内输注或间断肌内注射的方法:①静脉给药。首次负荷剂量为 25％硫酸镁 20 mL 加入 10％葡萄糖 100 mL 中静脉滴注,半小时滴完;继之以 25％硫酸镁 60 mL 加入 5％葡萄糖 1 000 mL 静脉滴注维持,滴速为 1～2 g/h。②根据血压再决定是否加用肌内注射。用法为 25％硫酸镁 20 mL 加 2％利多卡因 2 mL,深部臀肌注射,每日 1～2 次,每日总量为 25～30 g。

由于产前、产时和产后都可能发生子痫抽搐,因此子痫前期患者在分娩期和分娩后 24 h 都应根据血压情况给予硫酸镁治疗。产后子痫患者,硫酸镁应用至抽搐后 24 h。

（四）降压治疗

高血压治疗主要是为了预防潜在的脑血管和心血管并发症,延长孕周,改善围生儿结局。对于收缩压≥60 mmHg,舒张压≥110 mmHg,或平均动脉压≥140 mmHg,以及原发性高血压妊娠前已经使用降压药者,须用降压药治疗。

1.肼屈哒嗪

对于严重患者,肼屈哒嗪(hydralazine)是首选。通常首剂 5～10 mg,每隔 15～20 min 静脉给予 5～10 mg,直至血压控制满意。应避免血压过高时加大首次剂量。产前、产时舒张压降至 90～100 mmHg,即为血压控制满意,且胎盘灌注不受影响;当血压降至 110 mmHg/80 mmHg,胎心率则会因子宫胎盘血流不足出现减速。

2.拉贝洛尔

拉贝洛尔(labetalol)为 α 和非选择性 β 受体阻滞剂,静脉用药可治疗急性高血压。研究表明,拉贝洛尔比肼屈嗪降压更快,且心动过速发生少,但肼屈嗪降低平均动脉压至安全水平更有效。首剂 20 mg 快速静脉注射,10 min 内无效,再给予 40 mg,然后每 10 min 80 mg,但每日总剂量不超过 220 mg。

3.其他抗高血压药物

钙离子通道阻滞剂硝苯地平[心痛定(nifedipine)]推荐 10 mg 口服,必要时 30 min 后重复给药,可以快速降压且无低血压及胎儿心率异常。近来研究发现,硝苯地平与肼屈哒嗪相比,可以更少剂量控制血压而不增加副反应。尼莫地平静脉或口服用药可有效降低重度子痫前期患者血压。α-甲基多巴也是常用的降压药物,但其镇静作用强大,因此患者的用药依从性比较差。硝普钠和血管紧张素转换酶抑制剂对胎儿有致畸作用,目前已很少使用。

（五）扩容治疗

重度子痫前期母体血容量较正常妊娠时减少,血液浓缩,因此有必要补充液体提高全身及子宫胎盘循环。但是,静脉扩容有增加容量负荷的风险,可增加脑水肿及肺水肿的危险。研究表明,这种方法没有显著益处。

（六）利尿剂

利尿剂可使血容量减少,加重母体的血液浓缩,进一步影响胎盘灌注,因此,目前已不推荐使用,避免对孕妇和胎儿产生不利影响。仅用于全身性水肿、肺水肿、急性心力衰竭或血容量过多者。通常用呋塞米、甘露醇。

（七）适时终止妊娠

接近预产期,宫颈软且部分消退的轻度子痫前期患者,可考虑自然分娩。如果较严重的子痫前期患者住院后病情无改善,为保证母婴安全,通常建议终止妊娠,可采用促宫颈成熟和静脉滴注缩宫素引产。终止妊娠的指征:①重度子痫前期患者经 24～48 h 积极治疗后无好转。②重度子痫前期患者孕周大于 34 周者。③重度子痫前期患者孕周不足 34 周,但胎盘功能减退,胎儿已成熟。④重度子痫前期,患者孕周不足 34 周,胎盘功能减退,但胎儿尚未成熟者,可用地塞米松促胎肺成熟后终止妊娠。⑤子痫控制后 2 h 可终止妊娠。

终止妊娠的方法:传统上认为给予引产经阴道分娩对母体最为有利,但由于宫颈不成熟常使引产失败,而重度子痫前期的孕妇常需紧急处理,其围生儿需与麻醉科、儿科协作进行复苏和严密监护,所以目前多提倡剖宫产。

（八）子痫的处理

子痫是妊娠期高血压疾病的最严重阶段,应积极处理。以下是子痫的处理原则。

(1)控制抽搐:①25％硫酸镁 10 mL 加入 25％葡萄糖 20 mL 静脉推注,需大于 5 min,然后持续静脉滴注维持量的硫酸镁,滴速 2 g/h。②20％甘露醇 250 mL 快速静脉滴注。③可同时使用镇静药物,如地西泮。

(2)降压:间断静脉内或口服抗高血压药物降压。通常在收缩压达 160 mmHg 或舒张压异常升高达 100 mmHg、105 mmHg 或 110 mmHg 时治疗。

(3)纠正酸中毒和缺氧:间断面罩给氧,根据二氧化碳结合力和尿素氮值予以适量的 5％碳酸氢钠。

(4)终止妊娠:抽搐控制后 2 h 应考虑终止妊娠。

(5)护理:保持安静、减少光声刺激,吸氧,密切观察生命体征。密切注意病情变化,积极处理并发症。

四、预后评价

通过对妊娠期高血压疾病患者长期追踪随访,发现分娩后心血管的改变依赖于子痫是否发生于初产妇。研究表明,初次及再次妊娠发生子痫的妇女比初次发生而再次妊娠正常的妇女易患高血压。另外,子痫前期患者将来则不会患高血压。

五、最新进展

近年来,国外许多学者越来越关注发病的孕龄对该疾病严重程度的影响,提出了早发型重度子痫前期(early onset severe preeclampsia)的概念,定义那些重度子痫前期发生在妊娠34周前的患者为早发型重度子痫前期。由于这些患者发病早,病情严重,胎儿尚未成熟,因此对母胎的影响较大。这也提示了早期预测和防治妊娠高血压疾病的重要性。目前,根据病因和发病机制,发现了许多与该疾病相关的各种标记物,期望能对该疾病早期诊断和治疗提供一定的临床指导价值。

第二节　妊娠期急性脂肪肝

一、概述

妊娠期急性脂肪肝(acute fatty liver of pregnancy,AFLP)是妊娠晚期特发的严重肝脏损害,发生率为1/15 000~1/10 000。起病急骤、病情凶险,母婴死亡率达75%以上。其主要病变为肝脏脂肪变性,常伴有多种严重肝外并发症。确切的病因尚不甚清楚,因病死者肝内的游离脂肪酸比正常人高8~10倍,推测可能与以下因素有关:①妊娠引起的激素变化使脂肪酸代谢发生障碍,导致非酯化脂肪酸堆积在肝细胞和肾、胰、脑等多脏器。②遗传因素,如长链-3-水化羟基-CoA脱氧酶(LCHAD)的缺乏。③感染、中毒、营养不良、妊娠期高血压等因素对线粒体脂肪酸氧化的损害作用。

二、诊断

(一)病史要点

(1)本病与年龄无关,好发于妊娠35周左右,初产妇、双胎和男胎妊娠较易发生。以往无肝病史,无肝炎接触史,常伴发妊娠期高血压疾病。发病后胎儿很快死亡,多在患病后5~10天娩出死胎;胎儿娩出后,病情并不缓解,常随之出现严重肝肾衰竭,DIC及休克。

(2)起病急骤,表现不典型:恶心、呕吐、黄疸可能是仅有的主诉。黄疸见于超过90%的病例,其他常见的症状还包括上腹痛、腹水、发热、头痛。

(3)早期症状:乏力、纳差、恶心、反复呕吐、上腹痛等。

(4)黄疸:早期症状持续1周左右出现黄疸,进行性加深。常伴有高血压、水肿、蛋白尿等症状,部分病例可有发热。

(5)继而出现上消化道出血、腹水。

(6)肝性脑病表现(出血倾向、意识障碍、淡漠、嗜睡、昏迷等)。

(7)肝肾综合征表现(肝功能不全,同时肾衰竭致少尿、无尿)。

(8)其他:低血糖、酸中毒、DIC、死胎、早产、死产等。

（二）查体要点

无特异性,与疾病进展和并发症有关。绝大多数患者会出现进行性皮肤巩膜黄染,可有上腹部压痛和反跳痛,双下肢水肿,严重者常伴有腹水征和全身水肿。出现肝性脑病时可有相应的神经系统体征。

（三）辅助检查

1.常规检查

（1）白细胞计数升高（$\geqslant 15 \times 10^9/L$）,血小板计数下降（$< 100 \times 10^9/L$）,外周血涂片可见肥大血小板、幼红细胞、嗜碱点彩红细胞。

（2）血清转氨酶轻度或中度升高（一般 ALT 不超过 300 U/L）,血清碱性磷酸酶明显升高,血清胆红素升高（但很少 > 200 $\mu mol/L$）,严重的低蛋白血症。

（3）血糖降低,血氨升高:持续性重度低血糖是本病的一个显著特征,常可降到正常值的$1/3 \sim 1/2$。血氨在早期即可升高,昏迷者则高于正常值的 10 倍。

（4）凝血因子指标异常,以下列指标为主:凝血酶原时间延长,部分凝血活酶时间延长,血浆抗凝血酶Ⅲ减少,纤维蛋白原减少。

（5）血尿酸、肌酐和尿素氮均升高:高血尿酸与肌酐、尿素氮不成比例。高尿酸血症可先于临床表现,有助于早期诊断。

（6）尿蛋白阴性,尿胆红素阴性:尿胆红素阴性是重要的诊断依据之一（但尿胆红素阳性也不能排除本病）。

（7）B超检查显示肝大或肝萎缩,主要表现为肝区弥散的回声细密、均匀、增强,呈雪花状;而肝实质远场回声衰减,呈脂肪肝特有的前强后弱的回声特点。有较高的假阴性率。

2.其他检查

（1）当高度怀疑妊娠急性脂肪肝时,应尽早在 DIC 发生前做肝穿刺活组织检查:肝穿刺标本必须用冰冻油红（oilred）脂肪染色,镜检视典型病理变化为肝细胞弥漫性、微滴性脂肪变性,即肝细胞胞质内充满微小脂肪滴,呈蜂窝状,细胞核位于中央,肝小叶结构基本正常,脂肪染色阳性。微血管内脂肪堆积和浸润、脂肪空泡形成。一般无肝细胞坏死和炎症细胞浸润。

（2）CT 检查见不同程度肝密度减低,严重者肝实质密度低于肝血管密度。

（3）血清免疫学检测:排除 HAV、HBV、HCV、HEV、CMV、EBV 等感染。

（四）诊断标准

（1）肝组织学检查是确诊的唯一方法。

（2）依据病史、临床表现、实验室检查指标,结合影像学检查进行初步诊断,并排除急性病毒性肝炎、肝内胆汁淤积症、HELLP 综合征及药物性或中毒性肝损害等疾病。

凡妊娠晚期急骤起病,出现胃肠道症状、腹痛、进行性黄疸,尤其出现意识障碍、少尿、DIC等肝肾衰竭表现者都要考虑到本病。若实验室检查显示除肝肾功能指标受损外,有持续重度低血糖,血胆红素高而尿胆红素阴性等特点者,更要高度怀疑妊娠急性脂肪肝,B 型超声检查和CT 对极早期诊断脂肪肝很有意义,一旦临床高度疑诊或初步诊断本病,立即积极治疗并迅速终止妊娠。有条件者,争取在凝血功能尚正常时行肝穿刺活组织检查以便确诊（但此点在大多数病例中做不到）。迄今为止绝大多数本病病例均为死亡后方得以做病理检查而确诊,因而临床诊断虽非确诊,但对治疗起决定作用。

（五）鉴别诊断

1.暴发性病毒性肝炎

血清免疫学检查 HBsAg 等两对半阳性,血清转氨酶显著升高(可达 1 000 U/L),尿三胆阳性,血尿酸不高,白细胞计数正常,肾衰竭出现比较晚等可与妊娠急性脂肪肝鉴别。组织学特点也不一样,肝细胞广泛坏死,肝小叶结构被破坏。

2.HELLP 综合征

HELLP 综合征是妊娠期高血压疾病发展过程中一个特殊的严重类型,主要表现为溶血、转氨酶升高和血小板减少。有血压升高等妊娠期高血压疾病表现,无低血糖症,这是 HELLP 综合征与 AFLP 之间一个很重要的鉴别要点。

3.妊娠期肝内胆汁淤积症

瘙痒症状先于黄疸且重于黄疸,肝损害较轻。无神经系统症状和凝血功能障碍,一般健康状况良好,无明显呕吐及其他消化道症状,血清胆红素多在 82 mol/L 以下。血清转氨酶轻度上升,很少超过 200 U/L,肝活检见肝实质和间质结构正常,而胆小管有胆酸形成等可资鉴别。

三、治疗

（一）一般治疗

给予低脂肪、低蛋白、高糖类饮食,保证足够的热量。同时注意水电解质平衡,纠正酸中毒。给予静脉滴注葡萄糖纠正低血糖。根据情况选择红细胞、血小板、白蛋白、冰冻血浆及新鲜全血等以维持血容量。

（二）药物治疗

1.控制出血,补充凝血因子

给予大量新鲜冰冻血浆、新鲜血液、血小板、冷沉淀、纤维蛋白原和凝血酶原复合物等,控制 DIC 的发展,防止终止妊娠术中与术后的创面渗血和产后出血。

2.保肝等支持疗法

给予高糖类、复合氨基酸与大量维生素 C、ATP、辅酶 A、肝细胞因子等以保护肝脏,促进肝细胞再生;输注白蛋白纠正低蛋白血症;同时给予思美泰、熊去氧胆酸、苦黄等利胆降黄治疗。

3.应用肾上腺皮质激素或地塞米松

短期大剂量使用可解除血管痉挛,促进 ATP 合成并保护肾小管上皮,每天静脉滴注氢化可的松 200～300 mg。

4.应用抗凝剂与 H_2 受体阻滞剂

根据病情选择使用,维持胃酸 pH＞5,以尽量防止胃部发生应激性溃疡等。

5.预防感染

选择对肝功能影响小的抗生素预防感染,如头孢曲松、泰能等。

6.去氨去脂药的应用

酪氨酸或精氨酸等谷氨酸类药,可降低血氨;蛋氨酸、肌醇、二异丙胺等可去脂;维生素 B_{12} 是机体生长发育、造血功能、上皮细胞生长及维护神经鞘完整的必需维生素;葡醛内酯则能与体内的有害物质结合,变成无毒的葡糖醛酸结合物,故有护肝和解毒的作用。以上诸药均可酌情选用。

7.免疫促进剂的应用

胸腺素(日达仙)加强免疫功能,随着全身氧供需平衡和脏器功能的恢复,促进免疫机能逐步恢复正常,对后期的恢复起到了重要作用。

8.积极治疗并发症

一旦出现少尿、无尿、血尿素氮与肌酐上升等肾衰竭征象时,及时予以透析治疗;若发生DIC,则及早用肝素治疗,根据病情适当补充凝血因子、纤维蛋白原和凝血酶原复合物,控制DIC的发展。

(三)手术治疗

尽早终止妊娠是治疗 AFLP 的关键。

AFLP 系妊娠特发性疾病,到目前为止,尚未见在终止妊娠之前治愈的病例报道。早期诊断、及时终止妊娠是改善 AFLP 预后的关键。一旦确诊或高度怀疑 AFLP,均应尽快终止妊娠,不但可以减轻肝脏负荷,而且可以制止病情的进一步发展,使母婴存活率明显提高。

关于分娩方式的选择,一般认为宫颈条件差或胎位异常者,多采用剖宫产,术中采用局麻或硬膜外麻醉,不用全麻以免加重肝损害。若胎死宫内,宫颈条件差,短期不能经阴道分娩者也应行剖宫产终止妊娠。如果宫颈条件好,且病情还不甚危重,未并发凝血功能障碍时,可考虑引产,经阴道分娩。术前应尽可能改善低血糖和凝血功能障碍,术后要注意防治产后出血,若出血量多,不能用常规注射宫缩剂和按摩子宫等方法控制时,可以考虑髂内动脉结扎、介入治疗止血或子宫切除术。

(四)新型技术

1.人工肝替代治疗

人工肝替代治疗是终止妊娠后肝功能恢复期治疗的关键。国内外报道显示,AFLP 患者在终止妊娠后临床症状及各项生化检查指标均迅速恶化,经过约 1 周的危重期后,各项生化指标开始好转。这与手术或分娩加重了心、肝、肾等重要脏器的负担有关。故此期的综合治疗非常重要。因为 AFLP 患者病理基础在肝脏,所以除了对症处理、预防感染、营养支持等综合治疗以外,有效的人工肝脏支持系统是改善患者预后的重要措施。人工肝脏支持系统是指通过体外的机械或理化装置,担负起暂时辅助或完全代替严重病变肝脏的功能,清除各种有害物质,代偿肝脏的代谢功能,直至自体肝脏功能恢复或进行肝移植,简称人工肝脏。1～2 周的"人工肝"治疗,可以为肝细胞再生修复赢得时间,使重症 AFLP 患者度过危险期。合并多脏器功能障碍时,通过血浆置换清除循环中的有害物质也是抢救的重要手段。

2.肝移植

应用肝移植治疗 AFLP 目前仍然存在很多争议。目前已有人类胚胎肝细胞腹膜移植治疗AFLP 成功病例报道,但 AFLP 患者肝脏具有潜在逆转能力,肝移植并不适用于大部分病例,因此,不应过早考虑肝移植。只有经各种方法治疗后病情仍继续恶化,造成不可逆性肝损害者才考虑肝移植。有人建议肝移植适用于 CT 提示暴发型肝坏死,出现肝性脑病、严重代谢性酸中毒、合并凝血功能恶化和(或)新鲜冰冻血浆需求不断增加的患者。

四、预后评价

强调早期诊断和识别轻型病例是改善 AFLP 预后的关键。近年来由于早期诊断，积极有效的综合治疗，在肝外并发症发生前终止妊娠，AFLP 的预后有了明显改善，母婴病死率由原先的 75%～80% 降至 15%～20%。

该病是自限性的，一般认为分娩可以阻止肝功能的迅速衰竭。在恢复期，常见短暂的糖尿病和急性胰腺炎。据报道，孕产妇死亡多由于败血症、出血、吸入、肾衰竭、胰腺炎和消化道出血所致。一般来说，及早诊断、及早治疗与终止妊娠，多可在产后一个月内康复，母婴预后良好。它是一种可逆性疾病，一旦康复，不留遗患，再次妊娠无本病复发。

目前资料显示，AFLP 与胎儿长链-3-水化羟基-CoA 脱氧酶（LCHAD）缺乏有关。因此，新生儿应进行基因筛查，帮助早期诊断治疗，预防因 LCHAD 缺乏所致的并发症发生。

五、最新进展

（一）AFLP 与长链-3-水化羟基-CoA 脱氧酶（LCHAD）

存在 LCHAD 基因突变胎儿的孕妇易患 AFLP，其可能的原因为胎儿或胎盘产生长链 3-羟酰代谢产物堆积在母体内，对肝脏产生高毒性，且由于妊娠期脂肪酸代谢利用降低而加重毒性。另有研究显示，胎盘组织合体滋养细胞 β 氧化酶妊娠早期明显增高，近分娩期略低，胎盘能量很大部分通过脂肪氧化获得，脂肪酸 β-氧化的损害，可引起微血管脂肪酸代谢紊乱，使三酰甘油在肝细胞及其他脏器内迅速堆积，为胎儿 LCHAD 缺乏导致 AFLP 发生提供证据。

（二）AFLP 与多胎妊娠

AFLP 患者中双胎、多胎更为常见。双胎、多胎母亲血小板计数下降及抗凝血酶活性增高明显，二者均有转氨酶升高危险倾向，故更易于发生 HELLP 综合征、AFLP 等病。三胎妊娠比双胎妊娠更容易显示出妊娠诱导的抗纤维蛋白酶活性不足、妊娠期的血小板减少、围生期 AST 增高等情况。

（三）AFLP 与其他因素

有学者认为妊娠期高血压疾病、HELLP 综合征和 AFLP 可能为疾病从轻微到严重以致威胁生命的多系统功能障碍的谱系改变，似乎可以解释 AFLP 患者何以并发妊娠期高血压疾病较多。而且既往研究也显示 HELLP 综合征与 AFLP 在病因、临床表现和治疗等方面有很多共同之处。AFLP 还与急性期肝酯酶缺陷有一定关系。AFLP 急性期肝酯酶缺陷导致脂质代谢异常，进而损伤内皮系统，导致 AFLP。妊娠期服用某些药物也可能导致 AFLP，有报道称，因腹痛服用阿司匹林后出现 AFLP，考虑为非甾体消炎药抑制 MTP，阻碍线粒体及整个细胞脂肪酸氧化，故而易发生 AFLP。

（四）AFLP 的产前诊断

目前资料显示 AFLP 与 LCHAD 缺乏有关，为隐性遗传。LCHAD 缺乏胎儿孕妇 AFLP 发病率为 15%～25%。所有的 LCHAD 缺乏患者至少有 LCHAD 基因区域的一个 4740 等位基因突变，且该病与子代脂肪酸代谢障碍有关，提示 AFLP 高危患者及子代进行基因检测及随访十分必要。故所有妊娠期曾患 AFLP 或亲代谱系中有患 AFLP 及 LCHAD 缺乏的妇女均应行生物分子学诊断检测,包括绒毛标本 DNA 分子学诊断及羊水细胞酶系分析等,有助于产前诊断。

由于有些妊娠妇女尤其是双胎妊娠或多胎妊娠者有渐进的血小板减少和抗凝血酶活性增高,二者均提示转氨酶升高风险,容易形成 AFLP,所以妊娠期检测血小板计数和抗凝血酶活性对预测 AFLP 有一定的临床价值。

第三节　妊娠期肝内胆汁淤积症

一、概述

妊娠期肝内胆汁淤积症(intrahepatic cholestasis of pregnancy,ICP)是一种在妊娠期出现瘙痒及黄疸的妊娠期并发症。ICP 的早产率及围生儿的死亡率高,目前其发病原因虽未完全阐明,但已知与雌激素有密切关系。有明显的地域和种族差异,以智利和瑞典发病率最高。

二、诊断

(一)病史要点

大多数患者首发症状为孕晚期发生无皮肤损伤的瘙痒,约 80％的患者在 30 周后出现,有的甚至更早,瘙痒程度不一,常呈持续性,白昼轻,夜间加剧。严重瘙痒时可引起失眠、疲劳、恶心、呕吐、食欲减退及脂肪痢。瘙痒一般先从手掌和脚掌开始,然后逐渐向肢体近端延伸,甚至可发展到面部,但极少侵及黏膜。瘙痒症状于分娩后数小时或数日迅速消失。20％～50％的患者在瘙痒发生数日至数周内出现轻度黄疸,部分病例黄疸与瘙痒同时发生,于分娩数日内消失。主要应与妊娠合并病毒性肝炎鉴别。妊娠合并病毒性肝炎常有消化系统症状,血清谷丙转氨酶(ALT)及胆红素升高明显,病程并不随妊娠终止而迅速好转或结束。

(二)查体要点

四肢皮肤可见抓痕,无急慢性肝病体征,肝大但质地软,有轻压痛。

(三)辅助检查

1.血清胆酸测定

胆汁中胆酸主要是甘胆酸(CG)及牛磺酸,其比值为 3∶1,临床上常通过检测血清 CG 了解血中的胆酸水平。ICP 患者血 CG 浓度在 30 周时突然升高达正常水平的 10～100 倍,并持续至产后下降,5～8 周后恢复至正常。

2.肝功能测定

大多数 ICP 患者的谷丙转氨酶(ALT)及谷草转氨酶(AST),轻至中度升高为正常水平 2～10 倍,ALT 较 AST 更敏感,部分患者血清胆红素轻至中度升高,很少超过 85.5 μmol/L,其中直接胆红素占 50％以上。

3.病理检查

ICP 患者肝组织活检肝细胞无明显炎症或变性表现,仅肝小叶中央区胆红素的轻度淤积,毛细胆管胆汁淤积及胆栓形成。电镜切片发现毛细胆管扩张合并微绒毛水肿或消失。

4.其他检查

动态检测血/尿/粪常规、肾功能、血生化、尿酮体,B型超声检查了解胎儿宫内生长情况,排除胎儿畸形,估计胎儿体重及羊水量,确定胎盘位置、成熟度以及有无胎盘早剥。

（四）诊断标准

（1）在妊娠期出现以皮肤瘙痒为主的症状。

（2）肝功能异常,主要是血清 ALT 或 AST 的轻度升高,达 60~100 U,超过 200 U 以上者较少。血清胆酸升高。

（3）可伴有轻度黄疸,血清胆红素轻到中度升高,很少超过 85.5 $\mu mol/L$。

（4）患者一般情况良好,无明显呕吐、食欲不振、虚弱及其他疾病症状。

（5）一旦分娩,瘙痒迅速消退,肝功能亦迅速恢复正常,黄疸亦自行消退。

（6）各种肝炎病毒标志物呈阴性。

三、治疗

缓解瘙痒症状,恢复肝功能,降低血胆酸水平,注意宫内胎儿状况的监护,及时发现胎儿缺氧并采取相应措施,以改善妊娠结局。

（一）一般治疗

适当卧床休息,取左侧卧位以增加胎盘血流量,给予吸氧、高渗葡萄糖、维生素类及能量,既保肝又可提高胎儿对缺氧的耐受性。定期复检肝功能、血胆酸以了解病情。

（二）妊娠期药物治疗

可使孕妇临床症状减轻,胆汁淤积的生化指标和围生儿预后改善,常用药物有以下几种。

1.S-腺苷-L-蛋氨酸（S-adenosyl-L-methionine,SAMe）

SAMe 已经实验证明可使小鼠对雌激素导致的肝脏胆汁淤积和结石生成有改善作用。对人类,SAMe 可通过甲基化对雌激素的代谢起灭活作用,它能刺激膜的磷脂合成,通过使肝浆膜磷脂成分的增加防止雌激素所引起的胆汁淤积。

2.熊去氧胆酸（UDCA）

服用后抑制肠道对疏水性胆酸的重吸收,减低胆酸,改善胎儿环境从而延长胎龄,用量 15 mg/（kg·d）分 3 次口服,共 20 日。

3.地塞米松

可诱导酶活性,能通过胎盘减少胎儿肾上腺脱氢表雄酮的分泌,降低雌激素的产生,减轻胆汁淤积,能促使胎肺成熟,避免早产儿发生呼吸窘迫综合征,可使瘙痒症状缓解甚至消失。一般用量为 10 mg,连用 7 日。

4.苯巴比妥

此药可诱导酶活性和产生细胞素 P_{450},从而增加胆汁流量,改善瘙痒症状,但生化参数变化不明显,用量每次 0.03 g,每日 3 次,连用 2~3 周。

5.考来烯胺（colestyramine,消胆胺）

考来烯胺能与肠道胆酸结合后形成不被吸收的复合物而经粪便排出,阻断胆酸的肝肠循环,降低血胆酸浓度,减轻瘙痒症状,但不能改善生化参数异常及胎儿预后。用量每次 4 g,每日 2～3 次口服。由于考来烯胺影响脂溶性维生素 A、维生素 D、维生素 K 及脂肪吸收,可使凝血酶原时间延长及发生脂肪痢,用时要同时补充维生素 A、维生素 D、维生素 K。

6.清肝解毒中药

如茵黄合剂、茵陈合剂等。

（三）适时终止妊娠

适时终止妊娠非常必要,可降低围生儿死亡率。孕妇出现黄疸,胎龄已达 36 周;无黄疸,妊娠已足月或胎肺已成熟,有胎盘功能明显减退或胎儿宫内窘迫应及时终止妊娠。应放宽剖宫产指征,同时做好新生儿复苏准备。

四、预后评价

血清胆酸升高是 ICP 最主要的特异性实验室证据,在瘙痒症状出现或转氨酶升高前几周,血清胆酸就已升高。其水平越高,出现瘙痒时间越早,病情越重,因此测定母血清胆酸是早期诊断 ICP 最敏感的方法,对判断病情严重程度和及时监护、处理均有参考价值。

五、最新进展

ICP 患者胎儿猝死发病机理目前尚不完全清楚,但大多数研究表明其主要与两方面因素有关。一方面,胆汁酸会引起胎盘结构、功能的病理变化,造成母胎血氧交换,运输障碍,致胎儿缺氧。另一方面,胆汁酸和胆红素直接对胎儿造成影响。通过其细胞毒性使胎儿细胞能量衰竭,氧自由基损伤及细胞凋亡、死亡等,从而使胎儿受损害。胆汁酸对未成熟心肌细胞有明确毒性作用,能影响心脏收缩功能,导致心律失常,提示胆汁酸对胎儿心脏的毒性作用,可能是 ICP 时胎儿猝死的重要原因。

第六章　正常产褥

第一节　产褥期母体的生理变化

一、生殖系统

生殖系统在产褥期的变化最大。子宫从胎盘娩出后到恢复至未孕状态的过程称为子宫复旧,主要包括子宫体肌纤维的缩复和子宫内膜的再生。在子宫复旧的过程中,其重量减轻,体积减小。子宫肌纤维的缩复是指肌细胞长度和体积缩减,而肌细胞数目并未减少。细胞内多余的胞浆蛋白在胞内溶酶体酶系作用下变性自溶,最终代谢产物通过血液和淋巴循环经肾脏排出体外。分娩后的子宫重约 1 000 g,17 cm×12 cm×8 cm 大小;产后 1 周的子宫重约 500 g,如 12 孕周大;产后 10 天子宫降至骨盆腔,腹部触诊不能扪及;产后 2 周子宫重约 300 g;6 周约 50 g,大小亦恢复至未孕时状态。分娩后 2~3 天,子宫蜕膜分为浅、深两层。浅层蜕膜发生退行性变、坏死、脱落,成为恶露的一部分,随恶露排出。深部基底层的腺体和间质迅速增殖,形成新的子宫内膜。到产后 3 周,新生的子宫内膜覆盖了胎盘附着部位以外的子宫内壁。胎盘附着部位的子宫内膜至产后 6 周才能完全由新生的子宫内膜覆盖;产后宫颈松弛如袖管,外口呈环状。产后 2 天起,宫颈张力才逐渐恢复,产后 2~3 天,宫颈口可容 2 指,宫颈内口 10 天后关闭,宫颈外形约在产后 1 周恢复,宫颈完全恢复至未孕状态约需 4 周。但宫颈由于分娩中 3 点或 9 点不可避免的轻度裂伤,外口由未产时的圆形变为经产后的一字形式,产后阴道壁松弛,阴道皱襞消失,阴道腔扩大。产褥期阴道壁张力逐渐恢复,产后 3 周阴道皱襞开始重现,阴道腔逐渐缩小,但在产褥期末多不能恢复至原来的弹性及紧张度;会阴由于分娩时胎头压迫,多有轻度水肿,产后 2~3 天可自行吸收消失。会阴裂伤或切口在产后 3~5 天多能愈合;处女膜在分娩时撕裂形成处女膜痕,是经产的重要标志,不能恢复;盆底肌肉和筋膜由于胎头的压迫和扩张,过度伸展而致弹性降低,并可有部分肌纤维断裂。若产褥期能坚持正确的盆底肌锻炼,则有可能恢复至正常未孕状态。但盆底组织有严重裂伤未能及时修补、产次多、分娩间隔时间过短的产妇,可造成盆底组织松弛,也是造成子宫脱垂、阴道前后壁膨出的主要原因。

二、循环系统

胎盘娩出后子宫胎盘循环终止,子宫肌的缩复使大量血液进入母血液循环,加之妊娠期水钠潴留也被重吸收进入血液。因此,产后第 2～3 天,母血液循环量可增加 15％～25％。心功能正常的产妇尚可耐受这一变化,若心功能不全可由于前负荷的增加诱发心力衰竭。循环血量经过自身调节在产后 2～6 周可恢复至未孕时水平。

三、血液系统

产褥早期产妇的血液仍呈高凝状态,这对于减少产后出血,促进子宫创面的恢复有利。这种高凝状态在产后 3 周才开始恢复。外周血中白细胞数增加,可达$(15～30)×10^9/L$,以中性粒细胞升高为主,产后 1～2 周恢复正常。产褥期贫血较常见,经加强营养和药物治疗后可逐渐恢复。血小板数在产后增多。红细胞沉降率加快,产后 3～4 周恢复正常。

四、呼吸系统

产后膈肌下降,腹压减低,产妇的呼吸运动由妊娠晚期的胸式呼吸变为胸腹式呼吸。呼吸的幅度较深,频率较慢,每分钟 14～16 次。

五、消化系统

产妇体内孕酮水平下降,胃动素水平增加,胃肠道的肌张力和蠕动力逐渐恢复,胃酸分泌增加,于产后 1～2 周恢复至正常水平。因此,产褥早期产妇的食欲欠佳,喜进流食,以后逐渐好转。由于产妇多卧床,活动较少,膳食中的纤维成分少,盆底肌和腹肌松弛,胃肠动力较弱,易发生便秘。

六、泌尿系统

产后循环血量增加,组织间液重吸收使血液稀释,在自身调节机制的作用下,肾脏利尿作用增强,尿量增加,尤以产后第 1 周明显。妊娠期肾盂和输尿管轻度生理性扩张,于产后 4～6 周恢复正常。膀胱在分娩过程中受压,组织充血、水肿,处于麻痹状态,对尿液的刺激不敏感,再加上会阴伤口疼痛,产妇不习惯卧床排尿等因素,易发生尿潴留,多发生在产后 12 h 内。

七、内分泌系统

胎儿娩出后,胎盘分泌的激素在母体中的含量迅速下降。雌激素 3 天、孕激素 1 周降至卵泡期水平。人绒毛膜促性腺激素(HCG)一般在产后 2 周消失。胎盘生乳素(HPL)的半衰期为 30 min,其消减较快,产后 1 天已测不出。其他的酶类或蛋白,如耐热性碱性磷酸酶(HSAP)、催产素酶(CAP)、甲胎蛋白(AFP)等,在产后 6 周均可恢复至未孕时水平。妊娠时的高雌、孕激素水平,负反馈抑制了下丘脑促性腺激素释放激素(Gn-RH)的分泌,使垂体产生惰性,产后恢复也较慢,恢复的时间与是否哺乳有关,一般产妇于产后 4～6 周逐渐恢复对 Gn-RH 的反应性。不哺乳的产妇,产后 6～8 周可有月经复潮,平均在产后 10 周恢复排卵。哺乳产妇的月经恢复较迟,有的在整个哺乳期内无月经来潮。但月经复潮晚来潮前有排卵的可能,应注意避孕。

妊娠过程中母体的甲状腺、肾上腺、胰岛、甲状旁腺等内分泌腺体的功能均发生一系列改变,多在产褥期恢复至未孕前状态。

八、免疫系统

妊娠是成功的半同种异体移植,孕期母体的免疫系统处于被抑制状态,以保护胎儿不被排斥,其表现有抑制性 T 淋巴细胞与辅助性 T 淋巴细胞的比值上升等。产后免疫系统的功能向增强母儿的抵抗力转变,母血中的自然杀伤细胞(NK 细胞)、淋巴因子激活的杀伤细胞(LAK 细胞)、大颗粒细胞(LGLs)数目增加,活性增强。但产褥期机体的防御功能仍较脆弱。

九、精神心理

产妇的心理变化对产褥期的恢复有重要影响。产妇的心理状态多不稳定且脆弱。在产后1 周,绝大多数产妇都有不同程度的焦虑、烦闷等情绪,严重者可能发生产后忧郁综合征。对产妇进行社会心理护理,特别是产妇丈夫和家庭的支持和关怀,有利于避免产后不良心理反应。

十、泌乳

妊娠期胎盘分泌大量雌激素促进了乳腺腺管发育,大量孕激素促进了乳腺腺泡发育,为产后泌乳准备了条件,但同时也抑制了孕期乳汁的分泌。分娩后,产妇血中雌、孕激素水平迅速下降,解除了对泌乳的抑制,同时母体内催乳激素(prolactin,PRL)水平很高,这是产后泌乳的基础。此后乳汁的分泌在很大程度上依赖于婴儿吸吮,当婴儿吸吮时,感觉冲动从乳头传至大脑,大脑底部的腺垂体反应性地分泌催乳素,催乳素经血液到达乳房,使泌乳细胞分泌乳汁。同时感觉冲动可经乳头传至大脑底部的神经垂体,使其反射性地分泌缩宫素,后者作用于乳腺腺泡周围的肌上皮细胞,使其收缩而促使乳汁排出。乳房的排空也是乳汁再分泌的重要条件之一。此外,乳汁分泌还与产妇的营养、睡眠、精神和健康状态有关。

乳汁是婴儿的最佳食品。它无菌、营养丰富、温度适中,最适合婴儿的消化和吸收。母乳的质和量随着婴儿的需要自然变化,产后最初几日内分泌的乳汁称为初乳,质较黏稠,因其含较多的胡萝卜素,色偏黄,蛋白的含量很高。此后分泌的乳汁称成熟乳,蛋白含量较初乳低,脂肪和乳糖的含量较高。乳汁中除含有丰富的营养物质、多种微量元素、维生素外,还含有免疫物质,对促进婴儿生长、提高婴儿抵抗力有重要作用。

第二节　产褥期的处理及保健

一、产褥期的临床表现及处理

产妇会因回味产时的状况而兴奋、激动、紧张等而影响休息,产后的观察和及时而恰当的指导和处理直接影响产妇产后的康复,不可忽视。

(一)生命体征

每日两次测体温、脉搏、呼吸、血压。由于产程中的消耗和脱水,产后最初的 24 h 内体温略升高,一般不超过 38℃;产后由于子宫胎盘血液循环停止及卧床休息等因素,脉搏略缓慢,60～70 次/分;产后呼吸深慢,14～16 次/分;血压比较平稳。以上体征出现异常,应积极寻找原因并处理。

（二）子宫复旧及恶露

产后应根据子宫复旧的规律,观察并记录宫底高度,以了解子宫复旧过程。测量前嘱产妇排尿并先按摩,使其收缩后再测。产褥早期由于子宫的收缩会引起下腹剧烈痛,称为产后宫缩痛。一般不需特殊处理,严重者可用针灸或止痛药物。

产后随子宫蜕膜的脱落,血液、坏死蜕膜组织等经阴道排出,称为恶露。恶露分为以下几种。

1.血性恶露

色鲜红,含大量的血液和少量的胎膜及坏死蜕膜组织,持续 1 周左右。

2.浆液性恶露

淡红色,似浆液,血量减少,含有少量血液而有较多的宫颈黏液、坏死蜕膜组织和细菌,持续 1 周左右。

3.白色恶露

黏稠,色泽较白,血量更少,含大量的白细胞、退化蜕膜、表皮细胞和细菌等,可持续 2～3 周。正常恶露有血腥味,但无臭味,持续 4～6 周。每天应观察恶露的量、颜色及气味。若恶露量多、色红且持续时间长,应考虑子宫复旧不良,给予子宫收缩剂;若恶露有腐臭味且有子宫压痛,应考虑合并感染或胎盘胎膜残留,给予宫缩剂同时加抗生素控制感染。

（三）外阴

保持外阴清洁干燥,每日用 0.1% 苯扎溴铵或 1∶5 000 高锰酸钾清洗外阴 2～3 次,拭干后放消毒会阴垫。外阴水肿者可用 50% 硫酸镁湿热敷,每日两次,每次 15 min。会阴切开缝合者,除常规冲洗外,大便后随时冲洗,向健侧卧位,每日检查伤口周围有无红肿、硬结及分泌物。于产后 3～5 天拆线,若伤口感染,应提前拆线引流或行扩创处理。

（四）乳房

母乳营养丰富,易于消化,是婴儿最理想的食品。必须正确指导哺乳,推荐母乳喂养。于产后半小时内开始哺乳,此时乳房内乳量虽少,通过新生儿吸吮动作刺激泌乳;生后 24 h 内,每 1～3 h 哺乳 1 次或更多些;生后 2～7 天内是母体泌乳过程,哺乳次数应频繁些。哺乳期以 10 个月至 1 年为宜。同时应随时观察乳房大小、有无红肿、发热及硬块等。常见乳房异常有以下几种。

1.乳房胀痛

乳房胀痛系因乳腺管不通致使乳房形成硬结,哺乳前热敷乳房,两次哺乳间冷敷乳房,减少局部充血,用电按摩器或用两手从乳房边缘向乳头中心按摩。婴儿吸吮力不够时,可借助吸奶器吸引,也可用散结通乳中药。

2.乳头皲裂

主要由于婴儿含吮不正确,或过度地在乳头上使用肥皂和乙醇等刺激物,轻者可继续哺乳。哺乳前可湿热敷乳房和乳头 3～5 min,哺乳后挤出少量乳汁涂在乳头上,暂时暴露和干燥乳汁,起到修复表皮的功能;皲裂严重者,可暂时停止哺乳 24 h,并将乳汁挤出喂养婴儿。

3.乳汁不足

如前所述,乳汁分泌与多种因素有关。要使产妇乳汁充足,必须保持精神愉快,睡眠充足、营养丰富,多指导产妇正确哺乳,并可用针刺或催乳中药促使乳汁分泌。

4.退奶产妇因某种原因不能授乳者

应限制进汤类食物,停止吸奶。可用己烯雌酚 5 mg,每天 3 次,连服 3～5 天;皮硝 250 g 捣碎后装在布袋内,分别敷于两乳房上并固定;也可用生麦芽 60～90 g 煎服,每日 1 剂,连服 3 日。对已有大量乳汁分泌者,用溴隐亭 2～5 mg,每日 2 次,连用 14 天,效果较好。

(五)其他

产后应给予富于营养、清淡易消化食物;24 h 内应卧床休息,无异常情况者即可下床活动,但应避免长时间站立及重体力劳动,以防子宫脱垂;产后 4 h 应鼓励产妇排尿,6 h 未能自行排尿者应按尿潴留处理。若产后 48 h 无大便,可服用缓泻剂或使用开塞露;产褥早期,出汗较多,应注意卫生及避免着凉或中暑;产后 24 h 即可开始产后锻炼,帮助子宫复旧及腹肌、盆底肌和形体的恢复;产褥期严禁性交,产后 6 周应采用避孕措施,并做一次全面的母婴查体。

二、产褥期保健

(一)保持会阴部清洁及干燥

用温水清洗,阴部有伤口者可用聚维酮碘等消毒防腐药冲洗外涂预防感染。

(二)产褥期内严禁性交

产后 42 日恶露干净后应采取避孕措施,避孕原则是哺乳期以工具避孕为宜,不哺乳者可选用药物避孕。

(三)调节饮食、保证营养

(1)产后气血亏虚,机体呈现一派虚弱之象。产后 1 h 可让产妇进半流食,以后可进普通饮食。食物要富于营养,易于消化吸收。产后第 1～2 天,最好先以清淡而易消化的食物为宜,然后逐渐增加营养。如牛奶、鸡蛋、鱼、瘦肉、排骨汤、豆制品及维生素、矿物质等。一般而言,每日主食 500 g、肉或鱼 150～200 g、鸡蛋 2～4 个、豆制品 100 g、豆浆或牛奶 200～500 g、蔬菜 500 g 加上一些水果,即可满足产妇在哺乳期的营养需求。

(2)产后易大便困难,因此调节饮食,适当多喝汤汁,多吃苹果、香蕉等水果,保持大小便的通畅,预防产后二便难等病变的发生。

(四)慎起居、适寒温

产后汗出较多,易感外邪,应注意生活起居及寒温的调摄。居室应注意空气流通,室温最好保持在 20～22℃为宜。产后多汗,应及时用干毛巾擦汗并勤换内衣,避免汗出受风受凉感冒。产褥期内不可同房,以防在子宫口尚未完全关闭的情况下病菌侵入,或因子宫收缩不完全而引起出血。产后 42 天门诊复查正常后方可恢复性生活。

(五)舒情志、调劳逸

(1)产妇往往情绪不稳定,敏感、易受暗示,表现出悲喜无常,易郁易怒的特征,个别孕妇甚至发生产褥期精神障碍。这些强烈的心理反应可作用于机体,导致病变;如产后焦虑可影响乳汁分泌,产后抑郁可影响食欲,影响子宫复旧等。因此,对产妇不仅从生活上关心、爱护,更要从心理方面深层次加以体贴、理解、照顾,使她们处于安全、温馨、愉悦的生活环境与氛围之中,这样有利于母体的康复与婴儿的成长。

（2）对产妇来说,要有意识地提高心理修养,调控情绪,使自己能顺利度过产褥期。

（3）舒情志是针对心理而言,调劳逸则针对躯体而言。产后要多卧床休息,保证足够的睡眠,以恢复耗伤的体力。不宜过早操劳负重,以免引起产后大出血、子宫脱垂等症。

（六）适当活动及产后保健操

尽早适当活动有助于体力的恢复,顺利排尿、排便、减少静脉栓塞的发生率,并可加快组织肌肉的恢复。阴道自然分娩的产妇应于产后 6～12 h 内起床活动,行会阴侧切及剖宫产的产妇可至产后 3 日起活动。分娩后腹壁及盆底肌肉组织较松弛,应在医护人员指导下,进行适当腹肌运动与提肛收缩运动,坚持做适当的产后健身操。运动方式与运动量因人而异,以不超过其耐受限度为宜。

（七）重护乳、勤哺乳

（1）为了母亲健康,保证母乳喂养,应从孕晚期开始进行乳房保健工作。对乳头小、扁平,甚至凹陷者,要经常用拇指和食指捏住乳头向外牵拉或用吸奶器吸拉乳头,使乳头伸展性增强。要经常洗净乳头、摩擦乳头,使乳头皮肤干净耐磨,可防止产后婴儿吸吮损伤乳头。

（2）产后提倡母乳喂养,产后半小时即让婴儿吸吮乳头,不仅有利于刺激乳汁的分泌,而且有利于乳房形态的保健和生殖器官的复旧。

第三节　泌乳生理

乳房为泌乳的准备经历了 3 个主要的活跃期。①乳房的发育:从胚芽期开始到孕期达顶点。②泌乳:从孕期开始生乳,分娩时增加。③维持泌乳:从产后数天开始,在存在对乳房刺激的条件下保持已建立的泌乳。

乳房的发育和泌乳需要多种激素的相互作用。泌乳的开始和维持又需要下丘脑-垂体轴发挥作用。

孕期雌激素促使腺管组织和腺泡芽生,而孕激素则促使腺泡的成熟。腺体干细胞在催乳素、生长激素、胰岛素、皮质醇和上皮生长因子的作用下,分化为分泌腺泡细胞和肌上皮细胞。催乳素是产乳的专性激素,但产乳尚需要一个低雌激素环境。虽然催乳素水平随着孕期增加而增加,但胎盘的性激素阻断催乳素所诱发的腺上皮分泌功能,提示在乳房的发育中,性激素和催乳素起协同作用,但在维持泌乳中,两者表示拮抗作用。孕激素抑制乳糖和 α-乳清蛋白的生物合成,雌激素对催乳素所引起的泌乳作用,有直接拮抗作用。同样,胎盘生乳素（HPL）通过与腺泡催乳素受体的竞争结合,对催乳素也具有拮抗作用。泌乳的过程包括两个阶段。第一阶段,从分娩前 12 周开始,出现乳糖,总蛋白质与免疫球蛋白明显增加和钠、氯的减少,为一个泌乳基质的收集过程。第二阶段包括血供、氧供和葡萄糖的摄入及柠檬酸盐浓度的增加。临床表现为产后 2～3 天时，出现大量的乳汁分泌，血 α-乳清蛋白的水平达高峰。仅乳清蛋白是特殊蛋白质，它能催化乳糖的合成。在此期内，乳汁的成分出现重要改变，持续 10 天，而后分泌成熟乳。

随着胎盘的娩出，胎盘催乳素、雌孕激素急剧下降。胎盘催乳素在分娩后 72 h 内即消失，孕激素在数天内下降，雌激素在 5～6 天间下降到基线水平。非哺乳妇女，催乳素在产后 14 天时达基线水平。孕激素是抑制泌乳的关键，因而有人认为血孕激素值的下降是泌乳第二阶段的触发因素。吸吮为催乳素释放提供一个持续性的刺激。吸吮刺激催乳素和催产素的分泌，此两激素为刺激人乳汁合成和乳汁喷射的代谢激素。至于催乳素值和乳量之间的关系，目前尚无一致的意见。

促使乳汁开始分泌和保持其分泌必须具备一个完整的下丘脑-垂体轴，调节催乳素和催产素水平，授乳的过程需要乳汁的合成和释放到腺小泡，再到输乳窦。如乳汁不能排空，可使毛细血管血供减少，抑制授乳的过程。没有吸吮刺激，就意味着垂体不释放催乳素，难以维持泌乳。吸吮刺激乳头和乳晕上的感觉神经末梢，由此传入神经反射弧引起下丘脑分泌和释放催乳素及催产素，下丘脑还能抑制催乳素抑制因子(PIF)的分泌，使腺垂体释放催乳素。

第四节　母乳喂养

1989 年，联合国儿童基金会(UNICEF)在有关母乳喂养的研讨会上确定了按母乳喂养的不同程度，将母乳喂养分为三大类：①全部母乳喂养，包括纯母乳喂养，指除母乳外，不给婴儿任何其他液体或固体食物；几乎纯母乳喂养，指除母乳外，还给婴儿少量维生素和水果汁，每天不超过 1～2 次。②部分母乳喂养，包括高比例母乳喂养，指母乳占全部婴儿食物不低于 80%；中等比例母乳喂养，指全部婴儿食物中，母乳占 20%～79%；低比例母乳喂养，指母乳占婴儿全部食物的比率低于 20%。③象征性母乳喂养，母乳量少，几乎不能提供婴儿需要的热量。

一、母乳喂养的优点

母乳喂养经济，使乳母能从孕期向非孕期状态的生理过渡顺利地完成。吸吮时所产生的催产素能促进子宫收缩，减少产后出血，加速产后复旧。哺乳期的闭经，使母体内的蛋白质、铁和其他所需的营养物质得到储存，有利于产后康复和延长生育间隔。根据流行病学的调查研究，母乳喂养尚有利于预防乳腺癌和卵巢癌。

对婴儿来说，接受母乳喂养的优点更为突出。母乳易于消化，温度适宜，无细菌污染，母乳具有理想的成分和抗感染的特性。母乳喂养婴儿过敏性问题的发生率小，生长和营养适宜，不至出现人工喂养儿那样的肥胖。吸吮使婴儿与母亲多接触，有利于促进母子间的感情交流，并促进婴儿的心理发育。

二、人乳的组成和特殊性

人乳中的糖类主要为乳糖。乳糖的来源是葡萄糖和半乳糖,后者来自葡萄糖-6-磷酸盐(G-6-P-D),α-乳清蛋白为乳糖的催化剂。在孕期,此调节酶受到孕激素的抑制。胎盘娩出后,雌孕激素下降,催乳素上升,α-乳清蛋白的合成增加,产生大量的乳糖及时地满足新生儿的营养需要。

(一)脂肪

脂肪在内质网内合成。腺细胞可合成短链脂肪酸,长链脂肪酸来自血浆。人乳中的脂肪超过 98% 为三酰甘油的脂肪酸。三酰甘油主要来自血浆和在细胞内由葡萄糖氧化而合成。催乳素、胰岛素促进腺细胞葡萄糖的摄入,并刺激三酰甘油的合成。澳大利亚学者通过对乳母接受不同量胆固醇膳食的观察,发现胆固醇低的膳食仅使乳母血胆固醇降低,而不影响血中三酰甘油的量。乳汁中的胆固醇含量,并不因不同膳食的组合而异。

(二)蛋白质

乳汁中绝大部分的蛋白质来源于血浆中的氨基酸,由乳腺分泌细胞分泌乳汁。胰岛素和皮质激素刺激蛋白和乳腺酶的合成。营养良好的乳母,其乳汁中蛋白质的含量正常值为 $0.8\sim0.9$ g/100 mL,营养不良乳母的乳汁中,蛋白质的含量与正常值相差不大。增加膳食中的蛋白质,可增加泌乳量,但不增加其蛋白质含量。持续哺乳 20 个月的乳母,其泌乳量略减少而乳的质量不变。随着婴儿体重的增加和乳母乳量的减少,婴儿所得有效的总蛋白由每日 2.2 g/kg 体重下降到 0.45 g/kg,提示 1 岁后的幼儿需要添加蛋白质。

(三)电解质

钠、钾、氯化物、镁、钙、磷酸盐、硫酸和柠檬酸盐等都以双方向通过腺细胞膜。人乳中的钙含量一般是稳定的,即使乳母钙的摄入不足,但通过动用母体骨骼组织中的钙可维持钙的稳定性。不论乳儿是否有佝偻病的表现,从母乳中所摄入的乳钙含量都是相同的。乳母每日膳食中应供应 $1\,200\sim2\,000$ mg 的钙才能满足需要而不至于在哺乳 6 周内动用骨骼钙。乳碘水平随乳母膳食中含碘量而异,而且乳碘浓度高于血碘水平。其他无机盐,如钠、镁、磷、铁、锌和铜在人乳中的含量均不受乳母膳食总量的增减的影响。

(四)水分

水分也双方向通过腺细胞膜,其通向取决于细胞内葡萄糖的浓度。当乳母感到口渴时,应自然地增加水分的摄入,此时如限制水分,首先出现的是乳母尿量的减少而并非泌乳量的减少。不同于其他哺乳动物的乳汁,人乳的单价离子浓度低而乳糖浓度高。

(五)维生素

水溶性维生素容易经血清进入乳汁中,因而人乳中的水溶性维生素,如维生素 B_1、维生素 B_2、维生素 B_{12}、尼可酸和泛酸的水平随着乳母膳食的改变而升或降。维生素 C 虽属于水溶性,但它在人乳中的浓度与乳母所摄入的维生素 C 量并不密切相关,即使乳母摄入 10 倍的维生素 C 剂量,乳汁中浓度并未发现有相应的增加,而尿中排泄却和摄入量相关,提示乳房组织有一个饱和界限。

（六）脂溶性物质

乳汁中的脂溶性物质经脂肪转运，其浓度不易为膳食的改变而得到改变，如维生素 A、D 储藏于组织中，补充膳食所造成的影响，难以测定。往往在组织中的储藏量达到一定水平后，方可影响乳汁中的浓度。但在营养不良的妇女中，增加膳食中的维生素 A，乳汁中的维生素 A 浓度亦增加。

（七）酶

人乳中含有多种酶，如淀粉酶、过氧化氢酶、过氧化物酶、脂酶、黄嘌呤氧化酶、碱性和酸性磷酸酶，其中最重要的为脂酶，可起到分解三酰甘油的作用。人乳各种组成部分的分布为糖类（乳糖）7%，脂肪 3%～5%，蛋白质 0.9%，矿物质 0.1%。组成部分的比例不受种族、年龄或产次的影响。人乳中内容物的变化，一般认为可分为 3 期：初乳、过渡乳和成熟乳。在这 3 期中，乳汁成分相对有一些变化，对出生后婴儿的生理性需要具有重要意义。初乳指产后 7 天内所分泌的乳汁，由于含有 B 胡萝卜素而呈黄色。初乳中的蛋白质、脂溶性维生素和矿物质的含量均高于成熟乳，并有高蛋白、低脂肪和低乳糖的特点，还含有丰富的免疫球蛋白，特别是分泌型 IgA（SIgA）。初乳还含有大量的抗体，对产道的细菌和病毒具有防御作用。过渡乳是产后7～14 天内所分泌的乳汁，其免疫球蛋白和总蛋白的含量减少而乳糖、脂肪和总热量增加，水溶性维生素增加而脂溶性维生素减少。产后 14 天以后的乳汁称为成熟乳。在绝大多数的哺乳类动物中，水分为乳汁中的重要部分，其他成分均溶解、弥散或混悬于水分中。

三、人乳量的变化

有研究表明新生儿有食欲控制的功能，最终根据婴儿的需要调节乳量。当婴儿停止吸吮时，乳房内尚剩有 10%～30% 的乳总量。出生 6 天后的婴儿已具有表达饱享感的能力。如在第二侧乳房哺喂时，其摄入量通常显著地少于第一侧。摄入量低和摄入量中等的婴儿，哺喂后所剩余的乳量相仿，提示产乳量的调节取决于婴儿的需要，而非产乳量控制婴儿的摄入。

四、人乳的特殊性能

已有的研究结果均支持人乳的成分是无法为其他营养源所替代的。临床营养学家认为人乳是新生儿最理想的食品，因人乳具有的独特的双重作用：①其营养素具有典型作用，如提供辅酶因子、能量或组成结构的底质。②具有复杂的功能作用组成部分，提供婴儿生长需要。人乳中存在所有的主要有机营养素成分。蛋白质提供生长所需要的氨基酸，以多肽形式存在，有助于消化、防御和其他功能。脂肪除提供热能外，尚有些抗病毒作用。糖类提供能量，亦可能加强矿物质的吸收，调剂细菌的生长和防止某些细菌吸附于呼吸道和肠道的上皮细胞。人乳的主要成分及特殊性能，分别叙述如下。

（一）蛋白质的营养和功能特性

成熟乳的蛋白质含量为 0.8%～0.9%。随着哺乳时间的延长，蛋白质浓度有所改变。产后 2 周时，蛋白质浓度约为 1.3%，第 2 个月末下降到 0.9%。非蛋白质的浓度亦降低，但下降的幅度低于蛋白质。目前人乳中共测得游离氨基酸 18 种，以牛磺酸和谷氨酸、谷氨酰胺等最丰富。构成蛋白质的氨基酸 17 种，以谷氨酸、谷氨酰胺和亮氨酸及门冬氨酸最丰富。谷氨酰胺为条件必需氨基酸,是核苷酸(ATP、嘌呤、嘧啶)和其他氨基酸合成的前质,是快速分化细胞的能源,有特殊营养,特别对小肠黏膜的生长、防御等有主要作用。

（二）脂肪的营养和功能特性

人乳中的总脂肪成分约占 3.5%。在哺乳的最初几个月中,脂肪的含量保持相当稳定。脂肪所提供的热量为人乳热量的 50%。乳母的膳食决定其乳汁中的脂肪组成。

当乳母的热量至少 30%～40% 来自脂肪时,其乳汁的脂肪来自血中的三酰甘油;当膳食热量不足时,乳汁的脂肪组成即反应乳母的储备脂肪组织。足月儿的脂肪吸收系数为 95%,极低体重儿通常为 80% 或更少些。

人乳中的三酰甘油具有独特的脂肪酸分布,能补充胰脂酶对某些脂肪酸的水解作用。早产儿和足月儿母乳中各脂肪酸的绝对含量逐渐增加,初乳中总不饱和脂肪酸百分含量较高。足月儿母乳初乳中 AA、DHA、亚油酸、亚麻酸高,6 个月逐渐下降(酶逐步成熟的适应)。早产儿母乳中 AA 是足月儿母乳的 1.5 倍,早产儿母乳中 DHA 是足月儿母乳的 2 倍,越早产,越要鼓励生母母乳喂养。

（三）糖类

乳糖是人乳中的主要糖类,提供 50% 的热能。乳糖几乎仅存在于乳汁中,是决定婴儿胃肠道菌群的一个主要因素。人乳还含有丰富的糖类,包括微量葡萄糖、低聚糖、糖脂、糖蛋白和核苷糖,这些糖类部分参与调整肠道菌丛,促使双歧杆菌的生长,从而限制其他细菌的生长。其所形成的共栖菌丛占据为数有限的结合点,使之不为致病菌所占,起到一个保护作用。国际上在母乳中已分离 100 多种低聚糖,是母乳中含量仅次于乳糖和脂肪的固体成分。在初乳中占 22 g/L,成熟乳中占 12 g/L。低聚糖作用于小肠上皮细胞刷状缘;合成糖蛋白和糖脂;经尿液排出体外。在结肠菌群正常的作用下生成短链脂肪酸,保持肠道内低 pH,有利于双歧杆菌和乳酸杆菌的生长;为肠道致病菌的可溶性受体,对肠道致病菌产生的毒素起直接抑制作用;可与外来抗原竞争肠细胞上的受体。

五、哺乳期的营养

哺乳是生育周期的结束。在孕期,不但乳房已为泌乳做准备,母体也储备了额外的营养素和热能。泌乳量、乳中蛋白质含量和钙含量与乳母营养状况和膳食无相关性。氨基酸中赖氨酸和蛋氨酸、某些脂肪酸和水溶性维生素的含量随着乳母的摄食而有变化。钙、无机物质和脂溶性维生素的储存需要补充。营养不良的乳母在膳食中进行补充,能改善其乳量和质。一个不需要过多补充额外营养素的平衡膳食对保证良好泌乳既符合生理情况,也最经济。

有些孕产妇具有诱发营养不良的高危因素,包括:①体重或身高状况和孕期的体重增加代表着营养的储存。②哺乳期热量摄入可反映体重的下降率。③膳食的营养质量。④吸烟、嗜酒和滥用咖啡因。⑤内科并发症,如贫血或任何影响营养素的消化、吸收和利用的内科疾病。例如,超体重(≥135% 的标准范围)、低体重(<90% 标准范围);孕期体重增加不足(正常体重妇女孕期体重增加少于 11.35 kg,低体重妇女少于 12.71 kg);产乳期体重下降加速,如产后 1 个月时体重下降超过 9.0 kg;贫血,产后 6 周内血红蛋白低于 110 g/L,红细胞比容低于 0.33 等。

第七章　产褥期疾病

第一节　产褥感染

一、概念

产褥感染是指分娩和产褥期生殖道受病原体侵袭而引起的局部或全身的感染,所感染的细菌是在分娩时或产后侵入生殖道,重者可形成产褥期败血症或脓毒血症,临床症状以体温升高为主。但是,产褥期发热亦可由生殖道以外的原因所致,如泌尿道、上呼吸道感染及乳腺炎等,以上情况所感染细菌可经血行播散到生殖道,使临床上难以区别。因此,多年来沿用将产后发热的发生率作为产褥感染的一种指标。定义为在分娩 24 h 后至 10 天内(即产后 2~10 天),按标准方法测量体温,每日 4 次,凡两次体温达到或超过 38℃者,称产褥期发热,亦称产褥病率。如果不能证实产褥发热是由于其他原因所引起,均应诊断为产褥感染。

二、诊断思路

(一)病史要点

详细询问病史和分娩经过,对产后发热者需排除由生殖道以外的原因,如泌尿道、上呼吸道感染及乳腺炎等疾病所致。诊断必须注意鉴别产后发热的原因是否为产褥感染。正常产妇在产后 24 h 内可有轻度体温升高,一般不超过 38℃,可能与产时脱水和消耗有关。产后 3~4 天,又可因乳房充血、淋巴管肿胀引起发热,体温突然升高,但仅数小时或 10 h 左右即恢复正常。

(二)查体要点

全身检查和局部检查相结合,确定感染部位和严重程度。

(三)辅助检查

1.常规检查

动态检查血常规、尿常规和 C 反应蛋白,了解有无感染征象。血白细胞计数升高,且有核左移。血清 C 反应蛋白测定:对可疑感染病例,可在亚临床期发现感染,有助于感染的早期诊断。子宫附件 B 超检查:可以对炎症包块做出定位诊断,也可及早发现宫腔残留,及时处理。彩超:可确定有无静脉血栓及血栓的部位、大小、弥漫性还是局限性,了解静脉血流是否通畅。

2.其他检查

CT 和 MRI 等检测手段可以对包块和脓肿做出定位和定性的诊断。伤口局部、阴道拭子、阴道分泌物、宫腔分泌物的细菌培养均有意义。如体温＞38℃并伴有寒战者,应做血培养,阳性则是菌血症的佐证。

（四）诊断标准

产褥感染因感染的部位不同而出现不完全相同的临床表现。

1.软产道感染

软产道包括会阴、阴道、子宫颈。最常见的是会阴切开缝合伤口及会阴、阴道裂伤的感染。表现为局部红、肿、硬结、疼痛及伤口边缘坏死甚至裂开,创面可有脓性分泌物流出。有时引流不畅,可以形成脓肿,引起全身症状,如发热、寒战等。阴道感染可致阴道结缔组织炎,脓肿形成或上行累及子宫旁结缔组织,从而形成盆腔炎的一部分。如宫颈裂伤较深而形成感染者,病原菌可经淋巴侵入宫旁结缔组织。

2.子宫内膜炎及子宫肌炎

病原菌由胎盘剥离面侵入,扩散到整个子宫蜕膜层,引起急性子宫内膜炎。炎症往往累及邻近的表浅肌层,继续发展可扩散到深部肌层乃至浆膜层,因此,子宫内膜炎常伴有子宫肌炎。由于侵入的病原菌不同和产妇的抵抗力有差别,临床可分为轻型和重型。

（1）轻型：当侵入病原菌毒性较低且产妇抵抗力较强时,炎症主要局限于子宫内膜层。主要的病理改变为局部充血、水肿、白细胞浸润及内膜坏死。产妇于产后 3～4 天出现低热体温（38～38.5℃）、下腹隐痛及阴道脓性分泌物增多,导致恶露浑浊有臭味,脉搏稍快,宫底压痛、软,子宫复旧较慢。

（2）重型：当侵入的病原菌毒力强且产妇抵抗力低时,特别是剖宫产、阴道手术助产（如产钳、胎头吸引术、毁胎术等）,胎盘宫腔残留时,可形成严重感染。此时,病原菌迅速繁殖,直接向宫旁组织、盆腔腹膜扩散,甚至出现菌血症或败血症,出现严重的全身症状,如寒战、高热、脉速、嗜睡、头痛等。周围血象显示白细胞及中性粒细胞增高。但是局部症状可轻可重,有时无明显内膜反应;恶露不一定多、臭味亦不一致;虽子宫复旧较慢,但压痛有轻有重。正因为缺乏典型的局部体征,才容易造成误诊,故应引起注意,特别对有全身症状的患者,要进行盆腔脏器的详细检查,包括子宫附件 B 型超声检查,以便早发现宫腔残留,及时处理。

3.盆腔结缔组织炎

盆腔结缔组织炎系由宫腔、阴道深度裂伤后病原体直接蔓延引起或由子宫内膜炎、子宫肌炎经淋巴扩散所致。炎性渗出物可沿阔韧带扩散达骨盆壁,向上经子宫角达髂窝,向后达直肠阴道隔。主要症状:产后 3～4 天先出现子宫内膜炎症状,数日后体温继续上升或伴有寒战,随之出现双侧下腹疼痛及肛门坠胀。检查发现:宫旁单侧或双侧结缔组织增厚,触痛,也可能有肿块形成。感染灶的渗液可以为脓性,脓液多积聚在子宫直肠窝、髂窝等处。单侧感染较重者,可将子宫推向对侧。如有脓肿形成,必须在行切开引流后病情才可得以控制,如脓肿自然向盆腔破裂,可形成盆腔腹膜炎或弥漫性腹膜炎。急性盆腔结缔组织炎的病程长短不一,有时可持续数月。

4.附件炎

由于感染自淋巴扩散引起盆腔结缔组织炎及腹膜炎,从而累及输卵管致卵巢炎、输卵管周围炎,波及卵巢、大网膜等导致输卵管伞端堵塞,也可形成附件脓肿。临床症状大体与盆腔结缔组织炎相仿。查体时发现单侧或双侧输卵管增粗、附件包块及压痛。

5.血栓性静脉炎

产后感染所致的血栓性静脉炎主要是由子宫壁胎盘附着面的血栓感染向上蔓延引起盆腔血栓性静脉炎。主要累及的静脉有卵巢静脉、子宫静脉、髂内静脉、髂总静脉及阴道静脉。临床症状主要为产后1～2周,继子宫内膜炎后,持续出现寒战高热。此后可以出现高热与体温正常交替的弛张热,如此反复发作,可持续数周之久;伴有持续性下腹疼痛,疼痛可向腹股沟和肋脊角反射;查体发现腹部软而有深压痛,子宫活动受限及宫颈移动时引起剧痛。能摸到增粗、触痛的静脉丛者较少。极少数患者出现急腹症需剖腹探查,发现为栓塞性静脉炎所致。

如果盆腔静脉炎向下扩散,可形成下肢血栓性静脉炎。一般表现为在产后7～9天出现不明原因的低热及心动过速。局部症状则根据栓塞的部位不同而有所差异。如果发生在髂股静脉,阻碍下肢静脉血液回流,则出现疼痛性股白肿的典型症状。病程可维持数周,肿胀消退很慢。如血栓形成在小腿深层静脉,可有腓肠肌部和足底部疼痛和压痛。

6.腹膜炎及脓毒血症

盆腔腹膜炎继发于子宫内膜炎、盆腔结缔组织炎或输卵管炎,严重而未得到有效控制者,可以发展成弥漫性腹膜炎,是产褥感染中最严重的感染,目前临床上已极为少见。

脓毒血症亦是临床上少见且极为严重的产后感染,由于感染的血栓化脓、液化、脱落而成为脓性栓子进入血循环,引起全身性脓毒血症。栓子也可在身体各重要部位形成转移性脓肿,如脑、肺、肾等。常迁延不愈,以致患者体质过度消耗,导致严重后果。

三、治疗措施

(一)支持疗法

给容易消化、富于营养和维生素的饮食,注意补充水分,适当进行静脉补液。重症病例可行少量多次输血,以提高机体的抗病能力。纠正水、电解质紊乱,高热时可给物理降温。一般应采取半卧位,便于恶露排出和炎症局限在盆腔。

(二)抗生素的应用

应该根据细菌培养结果和药敏试验结果有针对性地选择抗生素。但实际在临床上往往不可能在细菌培养结果出来之后才开始治疗。因此,一般是在等待细菌培养结果的同时就开始抗生素治疗,原则上选择广谱有效的抗生素,也可根据经验选用抗生素。首选青霉素和氨基糖苷类抗生素联合治疗,亦可选用氨苄西林。青霉素对革兰阳性细菌和大部分厌氧菌有效,氨基糖苷类抗生素对大多数革兰阴性杆菌有效。如治疗24～48 h体温仍持续不降,则应加用林可霉素;对于病情严重者,应选用对需氧菌和对厌氧菌均有效的多种抗生素联合用药。如用药无效,需考虑有脓肿形成。

(三)盆腔脓肿的治疗

经抗生素治疗无效者,应考虑盆腔脓肿的可能。要做仔细的妇科检查、B型超声检查以明确诊断。一般脓肿多位于子宫直肠窝,也可能在腹股沟韧带的上方。总之,应根据脓肿的部位选择最佳的穿刺或切开引流的位置。对盆腔脓肿突入阴道后穹隆者,可于该处先行穿刺,如抽出脓液,可切开放脓,然后插入橡皮管引流。盆腔蜂窝织炎化脓突入阴道穹时,亦依上法处理。对盆腔脓肿出现于腹股沟韧带上方者,可于该处行腹膜外切开引流。附件脓肿须剖腹检查,切除脓肿。

（四）血栓性静脉炎的治疗

如已确诊为血栓性静脉炎,而经大量抗生素治疗无效者,可考虑加用肝素治疗。具体用法为:每 6 h 静脉注射一次肝素,肝素 1 mg/kg(用 5％葡萄糖液稀释)。一般 48 h 后体温可下降,体温下降后改为每日 2 次,持续用 4～7 天。在用肝素的同时仍要用抗生素。如肝素治疗无效,则需进一步检查有无脓肿存在。若化脓性血栓不断扩散,可考虑结扎卵巢静脉、髂内静脉等,或切开病变静脉直接取栓。下肢血栓性静脉炎时宜抬高患肢。对盆腔血栓性静脉炎者,如有高热、剧痛或栓塞继续发展,应考虑结扎卵巢静脉,术后仍用抗生素并酌情使用肝素。

四、预后评价

正常情况下,虽然孕妇的阴道内存在大量细菌,但细菌在子宫颈管即停止生长,从而得以保持宫腔内的无菌环境。胎膜早破时,阴道、宫颈内的细菌可以上行到达宫腔引起感染。有学者统计,破膜 6～12 h,发生急性羊膜炎者占 5.3％。破膜超过 36 h,感染率可高达 53％,同时有胎盘和脐带的感染。更有研究指出,完整的羊膜也可有细菌进入。所以,多次肛诊或阴道检查、宫腔内操作可增加宫腔感染的机会。

产褥感染时,炎症病变可局限于创伤部位,如外阴、阴道、宫颈及子宫内膜等处。亦可通过淋巴系统或直接蔓延引起子宫肌炎、宫旁结缔组织炎、盆腔蜂窝织炎、盆腔腹膜炎和弥漫性腹膜炎。血栓性静脉炎起源于宫壁附着面的血栓感染,可形成盆腔内血栓性静脉炎和下肢血栓性静脉炎。如果感染部位的凝血块液化及血管内脓毒性小血块脱落,可产生迁延性脓肿,可以发生在脑、肺、肾等重要脏器。病原菌还可以直接通过血行播散,引起败血症、中毒性休克、弥散性血管内凝血(DIC)、肾衰竭等。在剖宫产分娩的病例中,缝合后的子宫壁切口可产生肌层组织缺血、坏死,有利于细菌繁殖。如发生胎膜早破,羊膜腔内的细菌可直接污染腹膜。如果在急性期得到正确的治疗,基本可完全治愈。

五、最新进展

目前认为,产褥期阴道的生态极其复杂,有大量需氧菌和厌氧菌寄生,厌氧菌更占优势。产褥感染多数为内源性细菌所致。血供障碍、组织坏死均会使局部组织缺氧,有利于厌氧菌的繁殖。而且,需氧菌的繁殖,以及在厌氧条件下吞噬细胞、杀菌系统的活力降低,都有利于厌氧菌感染的发展,可导致严重感染。产褥感染常见的病原菌有需氧性链球菌、大肠杆菌、厌氧性链球菌、厌氧类杆菌属、葡萄球菌、梭状芽孢杆菌、支原体、衣原体等八大类。在需氧性链球菌中,B 族溶血性链球菌致病性最强,可以引起严重产褥感染甚至造成孕产妇死亡。厌氧菌多为与其他细菌混合感染。在梭状芽孢杆菌中,以产气荚膜杆菌的毒性最强。由于其可释放大量外毒素造成红细胞膜破裂,故可引起严重的溶血、黄疸、血红蛋白尿甚至于急性肾衰竭。总之,产褥感染的病原菌种类繁多,致病强度不一,菌种因人而异,故一旦拟诊产褥感染,应行阴道分泌物及血液细菌培养,以便了解感染菌群及对药物的敏感性,有助于选用合理的抗菌药物。分娩时造成的宫颈、阴道、会阴、外阴损伤,也是细菌侵入的门户。另外,胎盘娩出后,其附着面是病原菌入侵、生长繁殖的主要位置,因此若产后有宫腔操作如人工剥离胎盘,因部分胎盘胎膜残留而行刮宫术等,均会增加产褥感染的机会。产后宫腔内的蜕膜层极厚,并且为血性浸润状态,有大量小血管开口,均有利于细菌侵入。

产褥感染强调以预防为主。除了严格无菌操作、加强对孕妇的卫生宣传教育和产前检查,分娩期提倡住院分娩外,还要操作规范轻柔,避免损伤。正确处理第三产程,预防产后出血;认真检查胎盘胎膜是否完整,及时处理宫腔内残留;对有产道损伤者应及时正确进行缝合修补。产褥期应保持外阴清洁,使用消毒会阴垫,便盆及相关用具都要进行消毒。鼓励产妇早期下床活动,以利机体恢复和子宫复旧。一般在胎膜早破发生 12～24 h 内应及时予以抗生素治疗。对于剖宫产手术,近年来主张围手术期抗生素应用,指在手术即将开始、术时至术后短期内用药,一般为术前 2 h 内至术后 12 h 内的短暂用药。大量临床资料表明剖宫产围手术期应用抗生素可以明显降低剖宫产术后感染率。药物的选择以青霉素为首选,包括氨苄西林和头孢类抗生素都可作为预防用药。术前 1 h 开始,每 6 h 一次,连续用两三次。中毒性休克的治疗应大力抢救。除大量应用抗生素外,须补充血容量、纠酸、应用血管舒张药及肾上腺皮质激素等。注意水、电解质平衡以及肾脏与心脏功能。发生弥散性血管内凝血时应及早应用肝素。

第二节　晚期产后出血

一、概述

分娩 24 h 以后在产褥期内发生的子宫大量出血,称为晚期产后出血。以产后 1～2 周期间发病者居多,但也有迟至产后 6～8 周发病者。子宫出血持续或间歇,也可表现为突然阴道大量出血,同时有凝血块排出,常伴低热,因失血过多导致重度贫血,甚至发生失血性休克。

最常见的原因是胎盘胎膜残留及子宫复旧不良,少数是胎盘息肉所致。近年我国剖宫产率明显增高,致使切口裂开造成晚期产后大量出血病例屡见不鲜,多发生在术后 2～4 周时。造成子宫切口裂开的主要原因有以下 4 种。

（一）子宫切口感染

子宫下段横切口距阴道很近,若为胎膜早破病例,加之产程延长、术中失血量多等因素,极易造成切口感染。由于切缘组织坏死、脱落,切口不能按时愈合,血管因肠线溶解后重新开放而致大量出血。

（二）切口过高或过低

若子宫下段切口过高,则切口相当在解剖学内口(即子宫下段上端)水平。当胎儿娩出后,由于子宫体下部的收缩及缩复作用弱,使切口上缘变厚,切口下缘为子宫下段,切口下缘薄,造成切口缝合时极难按解剖层次对齐,由于创面接触不良影响愈合过程。若子宫切口过低,则切口相当在组织学内口(即子宫下段下端)水平,胎儿娩出后,切口下缘(为结缔组织占90%、肌组织仅占10%的子宫颈部)局部血运不良,组织愈合能力差,导致切口不易愈合。不论切口过高或过低,若并发感染,都容易发生晚期子宫切缘出血。

(三)切口偏向左侧

因盆腔左侧为乙状结肠占据,妊娠末期的子宫常呈不同程度右旋,切开子宫前若未先复位易使切口偏向左侧,容易损伤子宫左侧血管或该部位血管被缝扎,致使局部血运不良,并发感染极易发生晚期子宫切缘出血。

(四)缝扎组织不正确

缝扎组织不正确包括术中止血不彻底,未能将活跃性出血的血管分别结扎或虽缝扎但未扎紧;未能将子宫切口两角部回缩血管缝扎形成血肿;缝线结扎过紧或缝扎组织过多过密,致使子宫切缘肌组织坏死;缝线结扎过松不能有效地闭合血管,均是影响子宫切口愈合的重要因素,导致晚期子宫切口大量出血。对于晚期产后出血,重在预防,首先应做好分娩期的处理,防止产程延长,产妇过度疲劳,以免造成产后子宫收缩乏力性出血,尤其做好第三产程处理,切忌用手强行牵拉脐带或用钳子夹取胎盘,以免造成胎盘、胎膜残留。第三产程结束应仔细检查胎盘、胎膜是否完整,产道有否损伤,若有异常应及时处理。严格掌握剖宫产的适应证,降低无指征的剖宫产率,手术时切口适度,切口两侧角度向上弧形剪开,切口缝合不带内膜不宜过密过紧,以免影响血液循环及造成子宫切口感染,致切口愈合不良,裂开出血,切口撕裂缝合治疗应间断或8字缝合,血管可以单独结扎。严格无菌操作,手术后应用抗生素预防感染。

二、诊断思路

(一)病史要点

分娩24 h以后在产褥期内发生子宫出血,常有第三产程或产后2 h内阴道流血量较多或曾怀疑有胎盘残留的病史。

阴道流血的时间因病因不同而异:副胎盘残留或部分胎盘残留时,阴道流血通常发生在产后10天左右;子宫胎盘部位复旧不全时,阴道流血常发生在产后2～3周;胎盘息肉所致的阴道流血,可在产后数周甚至在产后数月始发生;剖宫产子宫切口裂开所致的阴道流血,多发生在剖宫产术后2～4周时。

阴道流血形式和阴道流血量也各有不同:或是阴道少量持续不断流血,或是阴道突然大量流血。胎盘残留常是多次反复阴道少量流血,也可以是突然阴道大量流血;子宫胎盘附着部位复旧不全多为突然大量流血且持续不断。胎盘息肉的阴道流血特点则是间歇流血或持续不断流血,后者更常见;子宫切口裂开的阴道流血多是突然、大量,可在短时间内处于失血性休克状态。阴道流血量过多可造成严重贫血,重症可致失血性休克,甚至危及生命。由于产妇抵抗力降低,极易并发感染,致使患者发热及恶露增多,伴有臭味。

(二)查体要点

妇科检查发现子宫复旧不良,子宫大且软,宫口松弛,有时在宫颈内口处可触到残留组织。若伴发感染,出现低热与下腹部疼痛。对有子宫下段剖宫产史者,切口处有疼痛,可用手指在阴道内轻触切口部位有无血肿形成。

（三）辅助检查

（1）血红细胞计数及血红蛋白值，有助于确定贫血程度。血白细胞总数及分类有助于感染的诊断。

（2）宫腔分泌物涂片检查，有条件行宫腔分泌物培养并行药物敏感试验，有助于确定病原微生物的种类及选用有效的抗生素。

（3）B型超声检查子宫大小、宫腔内有无残留物，以及剖宫产切口愈合状况等，有助于确定有无胎盘残留。

（4）尿妊娠试验有助于诊断胎盘残留及绒毛膜癌。

（5）病理检查：将刮出子宫内容物镜下检查见到变性绒毛或混有新鲜绒毛，而无胎盘附着部位的血管病变，诊断为胎盘残留。镜下见蜕膜坏死区混以纤维素、玻璃样变性蜕膜细胞和红细胞等，见不到绒毛组织则诊断为蜕膜残留。镜下见蜕膜或子宫肌层内有壁厚、玻璃样变性的血管，管腔扩大，血管内栓塞而无胎盘组织，有时再生的内膜及子宫肌层有炎性反应，诊断为胎盘附着部位复旧不全。胎盘组织残留宫腔刮出物肉眼可见残留的坏死胎盘组织与凝血块混在一起，时间过久可形成息肉。镜下见息肉外周有血液成分，中央部分有很多退化的绒毛埋在机化的血块中，见到绒毛即可确诊。剖宫产术后子宫切口裂开，送检裂开的切口边缘组织，在镜下可见到感染所致的坏死子宫肌组织，见有脓栓、白细胞浸润等炎性反应。

（四）诊断标准

分娩24 h后或产褥期内发生的阴道大量出血，一次或多次，持续或间断。

三、治疗措施

（一）一般处理

因阴道长时间流血或大量流血，在纠正贫血、补充血容量的同时，给予子宫收缩剂和广谱抗生素。若出现失血性休克，应立即抢救，积极纠正休克，并按不同病因进行处理。

（二）其他处理

出血多且怀疑为胎盘残留、胎膜残留、蜕膜残留或子宫胎盘附着部位复旧不全者，清除宫腔内容物多能奏效。排除产道损伤后，在抗感染、抗休克的同时行清宫术，术中可选用静脉滴注缩宫素，刮出物应送病理检查，以明确病因诊断。术后应继续应用广谱抗生素和子宫收缩剂。

（三）剖宫产术后子宫出血

若流血量少或稍多，应住院给予抗生素及宫缩剂，严密观察阴道流血量是否显著减少。若出现阴道大量流血则需及时抢救，怀疑胎盘胎膜残留行刮宫术需慎重，因为剖宫产造成组织残留机会极罕见，而且刮宫会损伤胎盘附着处而出血，还可能造成原切口再损伤导致更多的出血。因此对剖宫产者清宫应慎用，操作前输液并备血，操作应轻柔，因刮宫有可能引起子宫出血过多，应做好开腹手术的术前准备。若已确诊为子宫切口再裂开，应尽快剖腹探查，若见组织坏死范围小，炎性反应轻，患者又无子女，可选择清创缝合，以及子宫动脉或髂内动脉结扎止血而保留子宫。若见组织坏死范围广泛，炎性反应重，则应行子宫切除术。由于病灶在子宫下段，故以子宫全切除术为宜。术中应放引流，术后应给予足量广谱抗生素。髂内动脉结扎术是一种安全有效的妇产科大出血急救止血方法,在无法控制的严重盆腔出血时能迅速有效地止血。若确诊为绒毛膜癌,则需进行化疗。

四、预后评价

晚期产后出血是产褥期严重的并发症,阴道流血量过多可造成严重贫血,重症可致失血性休克,甚至危及生命,如果不能得到正确有效的处理可致产妇死亡。胎盘残留及蜕膜残留及时行清宫抗炎等治疗后多可治愈,剖宫术后切口愈合不良通常保守治疗可以成功,胎盘附着部位子宫复旧不全经抗炎止血保守治疗多能成功。提高产科质量是预防晚期产后出血的根本措施。

五、最新进展

随着介入放射的发展,盆腔造影栓塞已成为治疗妇产科急性大出血的有效方法之一。该方法安全可靠,损伤小,止血迅速,通过造影可准确了解盆腔动脉出血部位和出血情况。应用生物海绵选择性进行栓塞治疗,由于经皮髂内动脉造影栓塞术成功率高,方法简单,并发症少,免开腹及子宫切除,能保留生育能力,值得推广,但必须在有设备和技术条件的医院进行。晚期产后出血原因不尽相同,但都是可以预防的,关键在于无论是阴道产或剖宫产,都应严格掌握手术指征,规范操作。产时注意胎盘及胎膜的处理,尽量清除完整,并提高缝合技术。产后积极促进子宫复旧并预防产后感染,坚持母乳喂养,对于产后血性恶露持续延长者,应提高警惕及时诊治以预防晚期产后出血的发生。

第三节 产褥期抑郁症

一、概述

产褥期抑郁症是产褥期精神障碍中最常见的一种类型,指产妇在产褥期内出现抑郁症状,发病时间一般在产后 2 周。导致产后抑郁症的确切原因不明,相关的诱发因素有:①妊娠、分娩及产后整个过程中所发生的机体内在环境的变化,如感染、手术或精神创伤等。②心理因素,如家庭、夫妇关系导致的心理负担。③内分泌因素,如垂体、甲状腺功能减退。④家族及遗传因素。应该指出的是,对于抑郁症的概念和范围有明显的跨文化现象,即不同的文化和社会背景对抑郁症的诊断标准不同。即使在同一国家内,不同的社会文化背景,其结果也可能有很大的不同。社会心理因素是主要的预示性指标之一,因此,关爱产妇,加强对产后抑郁的预防和护理,特别是社会心理上的护理,可以减少产后抑郁症的发生。

二、诊断思路

(一)病史要点

产后抑郁症发病急骤,多半在分娩后即有持续失眠,以抑郁悲哀为主要特征,心情不愉快或易激惹,同时伴有疲劳、头痛、食欲不振、注意力不集中等。症状明显,波动较大,时而缓解,时而复发,病程经过呈多样性及易变性。有陷入精神错乱或昏睡状态的倾向。病程可拖延较久,超过1年以上者可以见到。

（二）查体要点

患者有时处于谵妄状态,表现有时间、地点、人物定向障碍和记忆障碍。有时处于感性精神状态,表现为焦虑、激动、抑郁,对自己和婴儿缺乏兴趣和注意,言语行动缓慢。严重者可以出现幻听、迫害妄想和自罪感,甚至产生自杀或杀婴行为等抑郁症表现。

（三）辅助检查

无特殊检查。

（四）诊断标准

产褥期抑郁症至今尚无统一的诊断标准,许多医院采用美国《精神疾病的诊断与统计手册》中制定的诊断标准,具体如下。

(1)在产后4周内出现下列5条或5条以上的症状,必须具备1)、2)两条。

1)情绪抑郁。

2)对全部或多数活动明显缺乏兴趣或愉悦。

3)体重显著下降或增加。

4)失眠或睡眠过度。

5)精神运动性兴奋或阻滞。

6)疲劳或乏力。

7)遇事皆感毫无意义或自责感。

8)思维力减退或注意力溃散。

9)反复出现死亡想法。

(2)在产后4周内发病。

三、治疗措施

（一）心理治疗

轻度抑郁症通过心理咨询,以解除致病的心理因素（如婚姻关系不良、想生男孩却生女孩、既往有精神障碍史等）,尽量调整好家庭中的各种关系,让其家人对产褥期妇女多加关心和进行无微不至的照顾,或改换良好的环境,指导其养成良好睡眠习惯,而不加用任何抗抑郁症药物,继续母乳喂养。

（二）药物治疗

中度及重度抑郁症者,除以上心理治疗外,加用药物治疗,服药期间停止母乳喂养。使用抗抑郁症药物,5-羟色胺再吸收抑制剂如氟西汀 20 mg/d,分1～2次服用,据情况可增至80 mg/d。也可用帕罗西汀、舍曲林等。三环类抗抑郁药物阿米替林 50 mg/d,分2次口服,逐渐增至 150 mg/d。

四、预后评价

产褥期初次发病者治愈的占 40%,有 60%的产后抑郁症在以后复发。发病具有紧张状态者预后较好,幻觉妄想状态者有复发或慢性化倾向。产后忧郁虽然是自限性疾病,但它却是发生产后抑郁症的危险因素,在产后的一段时间内仍对产妇有影响。产后妇女精神症状恢复的因素中,社会心理因素和生物学因素起着同样重要的作用,因此对产后抑郁易患人群,要提前做好预防工作,给她们以良好的家庭和社会支持,使产后抑郁症的发生率下降到最低水平。

五、最新进展

产妇在产褥期的心理变化在我国研究的很少,国外研究表明,在产褥期,特别是产后 3 个月内,即使是正常的产妇,在感情方面仍然是不稳定的。一般来说,孕妇在妊娠中期是心理最稳定的时期,但行为上是消极被动的,而且依赖性增加。至妊娠晚期,因意识到分娩需由自己完成,故依赖性减少并充满对婴儿的期待。临产后,以及在分娩过程中,由于疼痛的刺激,可再度出现强烈的依赖性,即所谓的暂时性心理退化现象。这种情况随分娩结束而好转,多数产妇感到心情舒畅。然而,内向型性格、保守和固执的产妇,其依赖性、被动性、忧郁和缺乏信心较为明显。其中部分产妇在产后可进一步发展成为产后郁闷、焦虑等,即所谓的产后抑郁综合征。

研究表明,多次怀孕、有流产及引产史者产后抑郁症的发生率显著提高,有不良生育史者抑郁症的发生率亦显著提高,这些因素均可能作为一种负性生活事件,对产妇造成很大的压力和精神创伤,进而促发产褥期抑郁症。因此,大力宣传妇幼保健知识,夫妇双方不想要孩子时,应采取必要有效的措施避免怀孕和流产,增加孕期的身心健康,定期去做检查,以便及时发现问题,早期防治。

分娩方式与产后喂养方式对产褥期抑郁症的影响:多数研究发现,产钳助产的产妇产褥期抑郁症发生率高于剖宫产及自然分娩组,但对于剖宫产与自然分娩产妇产褥期抑郁症发生率的比较,得出的结论不大一致。部分研究认为剖宫产中产褥期抑郁症的发生率明显高于自然分娩。因此,剖宫产是产褥期抑郁症的危险因素之一,由于手术可能给妇女带来创伤和并发症,在没有特殊情况时,还是提倡自然分娩。母乳喂养为影响产后抑郁的危险因素,母乳喂养者发生产后忧郁的危险较人工喂养者高,这也从另一个角度说明产后抑郁情绪可能与血中高水平的催乳素有关。

第四节　产褥中暑

一、概述

在产褥期间,若室内为高温、高湿、通风不良的环境,产妇体内余热不能及时散发,引起以中枢性体温调节功能障碍为特征的急性热病,称为产褥中暑。本病发病急,病情发展迅速。若处理不当,常导致产妇遗留中枢神经系统障碍的后遗症,甚至死亡。

二、诊断思路

(一)病史要点

根据发病季节为炎热潮湿的夏季,结合患病产妇居住环境不通风,以及产妇衣着过多和典型的临床表现多能确诊为产褥中暑,但要注意与产后子痫和产褥感染败血症相鉴别。若产妇有难产史、经阴道助产史,或曾有软产道损伤,或血性恶露多且伴有臭味,产妇下腹部或子宫区有局限性压痛,应想到产褥感染的可能性。若产妇在夏季患产褥感染,又有旧风俗、旧习惯影响,则存在并发产褥中暑的可能。而患严重产褥中暑的产妇也有并发感染的可能,这些在诊断时值得特别重视。

(二)查体要点

查体温、脉搏、呼吸和血压等生命体征,查皮肤有无痱子,检查心脏和肺脏。

(三)辅助检查

血常规与电解质的检查。

(四)诊断标准

在产褥期间由于室内为高温、高湿、通风不良的环境,引起产妇以中枢性体温调节功能障碍为特征的急性热病,根据病情轻重可分为中暑先兆、轻度中暑和重度中暑。

三、治疗措施

产褥中暑的治疗原则是立即改变高温、高湿和不通风环境,将产妇放置在阴凉通风处,解开产妇衣服并迅速采取降温措施,及时补充水分及电解质,纠正酸中毒和休克。

(一)中暑先兆

对确诊为中暑先兆的产妇,应尽快让其饮用含食盐的凉开水,同时服用避暑药。若患者出现呕吐及腹泻,可给予口服藿香正气丸 1~2 丸。

(二)轻度中暑

对确诊为轻度中暑的产妇,还应给予静脉滴注复方氯化钠注射液或葡萄糖氯化钠注射液。与此同时行物理降温,用电风扇吹风加强空气对流,用 75% 酒精擦浴,以及在头部和颈部、腹股沟等表浅大血管部位放冰袋,以期达到快速降温。

(三)重度中暑

对确诊为重度中暑的产妇,应迅速降温。在采用上述物理降温措施的同时,还必须选用药物治疗。最常用的药物是氯丙嗪,常将氯丙嗪 25~50 mg 加于 5% 葡萄糖注射液 500 mL 行快速静脉滴注,具有抑制体温调节中枢而使体温降低的功效。若因高热出现抽搐,常选用冬眠合剂 I 号(哌替啶 100 mg、氯丙嗪 50 mg、异丙嗪 50 mg)半量,加于 5% 葡萄糖液 250 mL 内静脉滴注,由于能使基础代谢降低,器官功能活动明显减少,耗氧量随之降低而表现"人工冬眠"状态。

降温过程中必须时刻注意产妇体温的变化,应每 30 min 测体温一次,同时测量血压和脉搏,并注意患者意识是否逐渐恢复,在尚未完全清醒之前应保留导尿管记出入量。此外,还应配备特护。在抢救患者的过程中,还应及时进行对症治疗。根据化验血电解质的结果,及时补充足够的钠盐和钾盐,纠正水电解质紊乱,24 h 补液量控制在 2 000～3 000 mL。合并有酸中毒者,应给予 5% 碳酸氢钠液 250 mL 静脉滴注。有脑水肿征象,应适时给予 20% 甘露醇溶液 250 mL 快速静脉滴注,必要时 3～4 h 后可重复给药。出现心力衰竭征象时,应选用毛花苷 C,出现呼吸衰竭时,用尼可刹米、洛贝林对症治疗,还可以缓慢静脉注射地西泮 10 mg 或 25% 硫酸镁镇静抗惊厥及解痉。为预防感染的发生,应给予广谱抗生素。

四、预后评价

中暑先兆和轻度中暑经正规治疗后体温迅速恢复正常,但重度中暑若不及时抢救,少数重症患者会发生死亡,即使幸存也常遗留中枢神经系统后遗症。

五、最新进展

产褥中暑应该强调预防。分娩期间如果是在炎热潮湿的夏季,对妊娠期间的孕妇一定要加强产褥期卫生知识的宣传,告诫产妇必须破除旧风俗、旧习惯,强调产妇居室应做到定时通风换气,保持室内适宜的温度和相对湿度,被褥不宜过厚,避免穿着过多影响散热。此外,还应让产妇了解产褥中暑先兆症状,以便产妇一旦察觉有中暑先兆症状时能够自行对症应急处理。还应积极治疗和预防产褥期间的高热疾病,如产褥感染、急性乳腺炎等。在采用物理降温的同时,应用药物降温,以氯丙嗪最为常用。其主要作用是抑制体温调节中枢,扩张血管,加速散热,松弛肌肉,减少震颤,降低器官的代谢和氧消耗量,防止身体产热过多。用法是将氯丙嗪 25～50 mg 溶于生理盐水 500 mL 中静脉滴注,在 1～2 h 内滴完。如情况紧急,可用氯丙嗪 25 mg 或异丙嗪 25 mg 溶于 5% 葡萄糖溶液或生理盐水 100～200 mL 中静脉滴注,在 10～20 min 内滴完。若在 2 h 内体温并无下降趋势,可重复给药。降温过程中应加强护理,注意体温、血压、心脏情况,若肛温降至 38℃ 左右时,应即停止降温。对抽搐患者可用地西泮 10 mg 肌内注射,同时用抗生素预防感染。

参考文献

[1]程红.妇产科疾病的诊治[M].天津:天津科学技术出版社,2019.

[2]高建华.临床妇产科疾病诊治[M].北京:科学技术文献出版社,2021.

[3]韩伟.妇产科疾病诊疗实践[M].长春:吉林科学技术出版社,2019.

[4]韩晓云.实用临床妇产科疾病诊疗学[M].上海:上海交通大学出版社,2018.

[5]侯萍.临床妇产科疾病诊疗方法[M].长春:吉林大学出版社,2022.

[6]姜瑞华.妇产科疾病论述[M].长春:吉林科学技术出版社,2018.

[7]李翠香.临床妇产科疾病诊疗[M].天津:天津科学技术出版社,2019.

[8]李凤霞.妇产科疾病诊疗精要[M].北京:科学技术文献出版社,2022.

[9]李桂香,纪晓,李琳.妇产科疾病诊疗临床实践[M].西安:西安交通大学出版社,2017.

[10]李晓梅.妇产科疾病治疗与预防[M].上海:上海交通大学出版社,2021.

[11]刘姣.妇产科疾病诊疗常规[M].北京:科学技术文献出版社,2017.

[12]吕青青.妇产科疾病临床护理实践[M].长春:吉林大学出版社,2019.

[13]马建峰.妇产科疾病临床诊治精要[M].长春:吉林大学出版社,2022.

[14]阮芳.临床妇产科疾病诊疗应用[M].长春:吉林大学出版社,2019.

[15]王琳.妇产科疾病救治要点[M].北京:科学技术文献出版社,2021.

[16]王新勇.妇产科疾病临床诊疗精粹[M].上海:上海交通大学出版社,2019.

[17]吴秀芳.现代妇产科疾病新进展[M].西安:西安交通大学出版社,2017.

[18]肖松舒.临床妇产科疾病诊疗学[M].长春:吉林大学出版社,2021.

[19]徐丽.妇产科疾病诊断与临床治疗[M].西安:西安交通大学出版社,2017.

[20]赵婧,祁凤玲,张彬.临床妇产科疾病诊疗精要[M].西安:西安交通大学出版社,2017.

[21]郑洋洋.妇产科疾病临床诊治[M].长春:吉林科学技术出版社,2020.